吉林大学"十三五"规划教材

实用医学电镜技术

主　审：崔　丽

主　编：李艳茹

副主编：刘静华

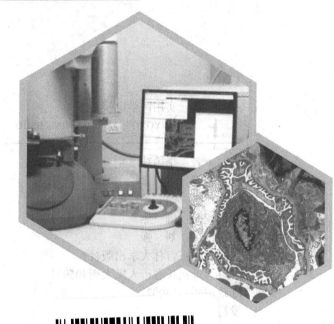

吉林大学出版社
·长春·

图书在版编目（CIP）数据

实用医学电镜技术 / 李艳茹主编. -- 长春：吉林
大学出版社, 2022.1
ISBN 978-7-5692-9886-4

Ⅰ.①实… Ⅱ.①李… Ⅲ.①电子显微镜 – 应用 – 医
学 Ⅳ.①R312

中国版本图书馆CIP数据核字(2022)第015499号

书　　名：实用医学电镜技术
SHIYONG YIXUE DIANJING JISHU

作　　者：李艳茹　主编
策划编辑：马宁徽
责任编辑：曲　楠
责任校对：柳　燕
装帧设计：刘　强
出版发行：吉林大学出版社
社　　址：长春市人民大街4059号
邮政编码：130021
发行电话：0431–89580028/29/21
网　　址：http://www.jlup.com.cn
电子邮箱：jldxcbs@sina.com
印　　刷：长春市中海彩印厂
开　　本：787mm×1092mm　　1/16
印　　张：12.75
字　　数：255千字
版　　次：2023年5月　第1版
印　　次：2023年5月　第1次
书　　号：ISBN 978-7-5692-9886-4
定　　价：61.00元

编 委 会

内容简介

 本书的内容主要围绕电子显微镜基本结构与原理、电镜技术和超微结构三方面展开。全书共分为3篇，12章，内容包括电镜结构与工作原理、电镜生物样品制备技术以及组织细胞超微结构三部分，从电镜的原理及应用，到生物样品制备技术，再到样品的超微结构观察，较为全面地展示了医学生物电镜技术涵盖的内容。

 本书不仅可以作为医学院校的课程教材，还可作为生物医学相关专业的参考书，也适合从事生物医学电镜工作的科研人员以及对生物医学电镜感兴趣的科研工作人员参考。

前　言

电子显微镜作为20世纪最重要的发明之一，将人们对于世界的认识从细胞水平提升到了亚细胞水平，为人类打开了探索微观世界的大门。随着电镜样品制备技术的日趋完善以及冷冻电镜等新型电镜的不断问世，电子显微镜技术已经成为生物学、分子生物学、基础医学和临床医学等生物医学研究领域中必不可少的研究方法。

吉林大学基础医学院病理学系电镜室早在1986年就为研究生开设了《生物电镜技术》课程。2003年又为七年制临床医学专业学生开设了该课程。针对医学生的专业特点，我们在早期编写的《生物电镜技术》讲义的基础上加入了组织细胞超微结构的相关内容。在历年授课过程中，随着新型电镜的不断涌现以及电镜技术的不断更新，本着与时俱进的原则，我们又逐步增加了冷冻电镜技术、细胞凋亡以及细胞自噬等内容。

《实用医学电镜技术》在原有讲义的基础上，参考国内外电镜技术和超微结构的专著、教材和文献，并结合医学学科特点编写而成。本书主要围绕电子显微镜、电镜技术和超微结构三个主题词展开，分为电镜结构与工作原理、电镜生物样品制备技术以及组织细胞超微结构3篇，共12章。主要内容包括透射电子显微镜的结构与工作原理、扫描电子显微镜的结构与工作原理、透射电镜生物样品制备技术、扫描电镜生物样品制备技术、细胞的正常超微结构和基本病变、常见组织的正常超微结构和基本病变、肿瘤细胞的超微结构、细胞凋亡与细胞自噬等。全书从电镜的原理及应用，到生物样品制备技术再到样品的超微结构观察，较为全面地展示了医学生物电镜技术涵盖的内容。

本书的编写得到了吉林大学、基础医学院和病理学系的大力支持，在此表示衷心的感谢。

本书的编写离不开吉林大学基础医学院病理学系电镜室各位老师的积极参与和大力支持，是你们的努力成就了这本书。

最后，要特别感谢栗振宝、崔丽、潘力、李颖和崔新明等电镜室的前辈们为生物电镜技术教学发展作出的贡献。

由于我们的工作经验和能力有限，在编写过程中，难免存在不足或疏漏之处，万望读者能够批评指正，以便修订。

李艳茹

2021年4月于长春

目　录

第一篇　电镜结构与工作原理

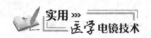

第二篇　电镜生物样品制备技术

第三篇　组织细胞的超微结构

第一篇
电镜结构与工作原理

第一台透射电子显微镜的放大倍数尽管仅有十几倍，却具有划时代的意义，它标志着以电代光照出了物体的影像，是人类在认识客观事物上的又一次飞跃。

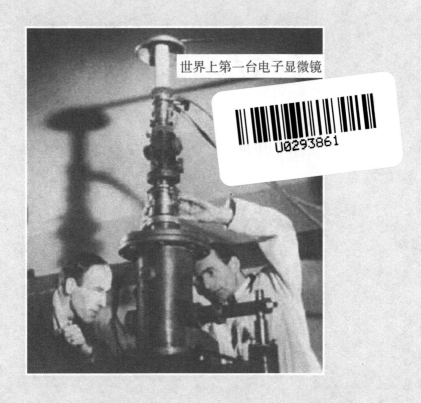

世界上第一台电子显微镜

第一章 概 述

第一节 电子显微镜的产生与发展

人类文明的发展过程就是一部人类认识世界、改造世界及利用世界的史诗。也可以说，人类的一切知识都来自周围的客观世界。古代先贤所讲的"格物致知"，语出自西汉的戴圣《礼记·大学》："欲诚其意者，先致其知，致知在格物。"物者，客观世界也。意思就是穷究事物原理，从而获得知识。

人类总是通过感觉器官来获取外部世界的知识，如眼睛看、耳朵听、鼻子闻、舌头尝以及手触摸等方式。其中，眼睛是人类认识世界的最重要的感觉器官，有91%的知识是通过眼睛获取的，也就是说，人类认识世界最直接的工具就是眼睛。日月星辰、江河湖海、草木鱼虫都可以通过眼睛观察到。但是，眼睛所见的世界是有限的，远不过数里，小不过细微。所谓"工欲善其事，必先利其器"，如果想看到更远的地方或者更小的物体，必须借助一定的辅助装置，例如，借助望远镜，甚至天文望远镜看清楚远处的物体；借助放大镜、光学显微镜甚至电子显微镜看清楚更小的物体。因此，人类对客观世界认知的程度极大地依赖于工具的发明、发展和完善。电子显微镜可以说是人类历史上最伟大的发明之一，它的诞生离不开人们对于光学显微镜的研究和探索。

一、光学显微镜的启示

人类认识世界的最直接的工具就是眼睛。一般人眼能看清物体的最佳距离是在距离眼睛25 cm的地方，称之为明视距离。但是人眼的分辨能力有限，当物体小于0.2 mm时，人眼就不能看清楚物体了。为了能够观察到更微小的物体，1590年，荷兰眼镜商Jansen发明了光学显微镜。光学显微镜以可见光作为光源，光学玻璃作为透镜，进而使微小物体的影像放大。光学显微镜的发明，是人类在认识客观事物上的一次飞跃，自此，医学、生物学的研究由宏观世界进入微观世界。

光学显微镜发明后，经过人们的不断努力和改进，特别是在19世纪，德国数学家Seidel 提出像差理论和德国物理学家Ernst Abbe发明消像差透镜后，光学显微镜日趋完善。于是人们有了错觉，认为只要增加透镜的数目，就可以无限增大光学显微镜的放大倍数，进而看清楚任何更加微小的物体。那么光学显微镜真的可以无限地放大物体的影像吗？答案当然是否定的。根据基础物理学知识，我们知道，光具有衍射的特性，所以一个点光源经过透镜成像后，不是形成一个点像，而是成为有一定直径的光斑。这就意味着，如果需要观察的两个点离得非常近，近到它们所产生的光斑重叠在一起，那么我们就只能看到模糊成一团的影像，而不能分辨清楚是否是两个点，这就会使物体的细节变得模糊不清。所以说，光的衍射现象是制约光学显微镜放大能力的主要因素。

1873年，德国物理学家Ernst Abbe通过计算推导出光学显微镜的极限分辨率公式：

$$\delta = 0.61\lambda/n\mathrm{Sin}\alpha$$

公式中，δ为分辨率；λ为入射波长；n为物体所处介质的折射率；α为孔径角；$n\mathrm{Sin}\alpha$为数值孔径。从公式中可以看出，波长越短，数值孔径越大，则分辨率越高。在增加透镜直径和透镜周围介质折射率的条件下，极限分辨率公式可以近似表示为：

$$\delta \cong 1/2\,\lambda$$

也就是说，光学显微镜的极限分辨率为入射波长的一半。人们也将其称为"阿贝极限"。可见光的波长范围为390～780 nm，因此，根据公式计算可知，光学显微镜的极限分辨率约为200 nm。这也就意味着，如果两点之间的距离为200 nm以下，那么用光学显微镜就不能分辨出这两个点了。1896年，德国物理学家Ernst Abbe在英国伦敦的一次演讲中指出，如果想要观察到比200 nm更微小的物体，除了在光波光源和玻璃透镜之外去寻找新的途径，别无他路。

光学显微镜的发展历史给了我们两点启示：

（1）由于光波的衍射作用，光学显微镜观察不到比200 nm更微小的物体。

（2）要观察到比200 nm更微小的物体，必须在光波光源和玻璃透镜外寻找新的途径。

二、电子显微镜的产生

（一）电子波粒二象性理论的建立

我们知道，电子的发现起源于阴极射线。但是，阴极射线是粒子还是波，在历史上是有争议的。1897年，英国著名物理学家J.J.Thomson测量了阴极射线的荷质比，证明它是一种带负电的粒子，后来取名为电子。1924年，法国物理学家L.de.Broglie基于爱因斯坦的光波"波粒二象性"研究，提出了物质波假说，指出波粒二象性不只是光子才有，一切微观粒子，包括电子、质子和中子，都具有波粒二象性。既然电子具有波动性质，那么电子的波长是多少呢？根据公式证明，电子的波长与加速电压成反比（见表1-1）。加速电压高，波长短，分辨率高，放大能力强。因此，如果利用被加速的电子作为照明光源，将大大提高分辨率，进而看清楚更微小的物体。

表1-1　加速电压及相应电子波长

加速电压（kV）	电子波长（nm）
20	0.008 59
40	0.006 02
60	0.004 87
80	0.004 18
100	0.003 71
1 000	0.000 87

（二）电磁透镜的发现

被加速的电子波长仅为光波波长的十万分之一，是非常理想的光源。但是，正如光学显微镜一样，如果利用加速电子作为新型显微镜的光源，就必须要有能够使它会聚的透镜。1926年，德国物理学家H.Busch发表了关于电子在电场和磁场中运动轨迹的实验结果，发现轴对称分布的电场和磁场对带电粒子具有与玻璃透镜一样的会聚作用，从而为电磁透镜的建立奠定了理论和实验基础。

电磁透镜是静电透镜和磁透镜的统称。电场和磁场对运动的电子都有聚焦作用。利用电场使电子束会聚的电磁透镜称为静电透镜。利用磁场使电子束会聚的电磁透镜称为磁透镜。在现代电子显微镜中，除了电子枪部分利用静电透镜以外，其余全部使用磁透镜。

（三）电子显微镜的发明

电子波粒二象性理论的建立和电磁透镜的发现让我们找到了除光波光源和玻璃透镜以外的提高分辨率的新途径。1932年，德国物理学家Ernst Ruska和德国电气工程师Max Knoll发明了世界上第一台透射电子显微镜（简称透射电镜）。尽管这台电子显微镜的放大倍数只有十几倍，但是却具有划时代的意义，它标志着以电代光照出了物体的影像，是人类在认识客观事物上的又一次飞跃。此后，在德国物理学家Ernst Ruska等人的不断努力下，到了1937年，电镜的分辨率已经达到25 nm，并能够利用电镜拍出细菌的微细结构图像。1939年，德国西门子公司研制并生产了世界上第一台商品化透射电镜，分辨率已经达到10 nm。随着科学技术的不断发展，透射电镜从外形到功能都得到了很大的改进，分辨率更是大幅度提升。目前，透射电镜的分辨率最高可达0.08 nm。鉴于Ernst Ruska在电子显微镜发明中作出的杰出贡献，1986年被授予诺贝尔物理学奖。他还被誉为"电子显微镜之父"。

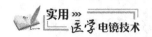

透射电镜发明以后，1942年，英国发明了世界上第一台扫描电子显微镜（简称扫描电镜），分辨率仅为1 μm。由于当时电镜方面的工作几乎都集中在提高透射电镜的分辨率及放大倍数方面，因而扫描电镜的发展并未受到重视。直到1965年，第一台商品化的扫描电镜问世，分辨率达到50～100 nm，并且由于其在观察样品表面凹凸不平的细节方面显示出极大的优势，因此，进入20世纪70年代后，扫描电镜得到了迅猛发展，分辨率不断提高。目前，最新的场发射扫描电镜分辨率可达0.5 nm。

我国电镜研制起步较晚。1958年，在长春中国科学院光学精密机械研究所成功研制了我国第一台透射电镜。到了1977年，我国生产的透射电镜的分辨率已经可以达到0.2 nm，放大倍率为80万倍。目前，我国正在进行场发射透射电镜的研制。我国扫描电镜的研制开始于20世纪70年代，经过几代人的努力，目前，北京中科科仪股份有限公司（KYKY公司）生产的场发射扫描电镜分辨率可达1 nm。

1959年，在"国庆十周年"庆祝游行中，中国科学院游行队伍高举中国科学院光学精密机械与物理研究所研制的大型电子显微镜的巨大模型，接受了毛主席的检阅。

1964年，我国以上海电子光学技术研究所的DXA2-8型电子显微镜为主题发行的邮票是世界上最早的以电子显微镜为主题的邮票。

1980年，中国电子显微镜学会成立。学会官方网站http://www.china-em.cn。

1982年，电子显微学报创刊，该刊主要反映我国电子显微学和新兴显微学的科研与生产成果，是电子显微镜学科唯一的基础研究和相关应用研究的学术期刊。

2016年，国内唯一以电子显微镜为主题的中国电子显微镜博物馆在河南开封正式揭牌。博物馆收藏了海内外捐赠的3 000多件藏品，其中包括23台来自世界各国不同时期的电镜。

【参考读物】
1. 谢书堪.中国透射式电子显微镜发展的历程.物理.2012, 41（06）: 401-406.
2. 姚骏恩.我和国产电镜的故事（上）.今日科苑.2016，（09）: 17-23.
3. 姚骏恩.我和国产电镜的故事（下）.今日科苑.2016，（10）: 28-34.

第二节　电子显微镜相关的基本概念

一、电镜的基本计量单位

我们知道，光学显微镜是以微米作为基本的计量单位，用μm表示。由于电子显微镜的分辨率和放大倍数很高，能够观察到细菌、病毒等微小结构，因此，国际上通用的电镜的基本计量单位是纳米，用nm表示。比纳米更小的计量单位是埃，用Å表示。

1 mm（毫米）=1 000 μm（微米）

1 μm（微米）=1 000 nm（纳米）

1 nm（纳米）=10Å（埃）

二、分辨率（resolution）

分辨率又称分辨本领或分辨能力，是指人眼或光学仪器区分辨认物体最小细节的能力。通常以能够分清两点间的最小间距δ来衡量。δ越小，能够分清的物体细节就越细，分辨率就越高。人眼的分辨率为0.2 mm，光学显微镜的极限分辨率为200 nm，目前，电子显微镜的分辨率可高达0.05 nm。

需要注意的是，如果一台电镜的分辨率为0.05 nm，并不是说所有大于0.05 nm的细节都可以看清楚。这不仅和电镜本身的分辨能力有关，还取决于电镜的工作状态和样品的制作质量，如电子束的照明状态、电镜机械与电气合轴情况、样品的性质、细节的形状和位置以及反差条件等。在大多数情况下，电镜制造厂家标注的分辨率都是在最理想的条件下呈现出来的，至少包括三方面的因素：①电镜处于最佳工作状态；②用特殊制备的检测样品进行观察；③由技术最熟练的操作者进行操作。这也就意味着，在一般的常规操作中，观察实际的样品达到的图像分辨率要比最佳分辨率低得多。

三、放大倍数（magnification）

放大倍数是指物体经过光学仪器放大后的像与物的大小之比，用M表示。放大倍数与分辨率密切相关。

$$M=人眼分辨率/仪器分辨率$$

正常人眼分辨率为0.2 mm，光镜的分辨率为200 nm，则光镜的放大倍数应为

$$M=0.2 \text{ mm}/0.2 \text{ μm}=1\ 000$$

上述的放大倍数为有效放大倍数。放大了的图像还可以继续放大，但是继续放大并不能增加细节，反而会让观察者看到越来越模糊的图像，所以我们将这种不能增加图像细节的放大称为空放大或无效放大。由此可以看出，电镜的分辨率决定了电镜的有效放大倍数，因此，分辨率常常作为评价电镜性能的重要指标参数。

四、电镜的照明源

电镜不同于光镜，是以电子束作为照明源。电子束是由电镜顶部的电子枪产生的。电子枪由阴极、栅极和阳极组成。阴极又称灯丝，通常是由钨丝制成。通电加热

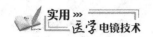

后，灯丝内的自由电子热运动增加并逸出表面，在加速电压的作用下，逸出阴极的电子在正电场的作用下高速飞向阳极，形成电子束，成为电镜的照明源，相当于光镜的可见光源。

五、电镜的电子透镜

运行中的电子束只有在通过电场或磁场时才能改变其运动轨迹。轴对称的电场或磁场可以使电子束会聚。对于电子来说，电场和磁场呈现出透镜的作用，所以称为电子透镜。电子透镜作为电镜的基本部件，分为静电透镜和磁透镜两种，统称为电磁透镜。静电透镜因像差大，易在镜筒内发生电击穿和弧光放电，所以现代电镜除了在电子枪中应用静电透镜外，其余全部使用磁透镜。下面我们就重点介绍磁透镜。

磁透镜通常是由包在铁壳中的线圈组成，并在线圈中央放置极靴。这样可以使线圈在通电后产生的磁场高度集中而又均匀地分布在极靴中心。为了保证得到轴对称的强磁场，对极靴的加工精度有着极高的要求，因为极靴的质量直接影响电镜的成像质量。

磁透镜的焦距决定于磁场的强度，磁场的强度又决定于通过线圈的电流强度。因此，我们可以通过增强电流来改变磁场强度，从而达到改变放大倍数及图像调焦的目的。

与光学透镜一样，磁透镜也存在各种像差，包括球差、色差、像散、畸变以及由波长限制引起的衍射像差。

六、电子束与样品的相互作用

电子束在加速电压的作用下，可以以极高的速度作用在样品上。高速的电子与样品中的原子和核外电子相互碰撞，产生弹性散射和非弹性散射作用，从而产生出反映样品特征（结构、形貌、组分）的信号，根据不同的研究目的可以利用这些信号形成不同的图像。电子束与样品相互作用产生的各种信号如图1-1所示。

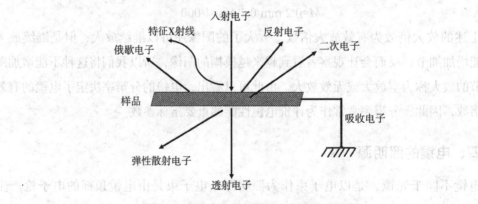

图1-1 电子束与样品相互作用产生的信号

（1）入射电子（primary electron, PE）：又称为一次电子，是电镜的照明源（电子枪）产生的电子。

（2）透射电子（transmission electron, TE）：入射电子与样品作用后，偏离初始方向角度小，透过光阑参与成像的那部分入射电子。多用于显示组织和细胞的超微结构像。

（3）弹性散射电子（elastic scattered electron）：入射电子与样品作用后，偏离初始方向角度大，可被光阑挡住的这部分入射电子。

（4）二次电子（secondary electron, SE）：入射电子与样品作用后，被激发出来的样品原子中的电子，其能量较低，在样品的表面产生，产额与样品表面凹凸程度有关。多用于显示组织和细胞的表面形貌。

（5）特征X射线（characteristic X-ray）：入射电子与样品作用后，入射电子激发样品产生出的以辐射形式释放的能量。其射线的波长和强度与样品成分和含量有关。多用于测定样品中所含元素的成分（定性分析）和含量（定量分析）。

（6）俄歇电子（Auger electron）：入射电子与样品作用后，激发样品中的原子，当恢复基态时将多余的能量释放出来，释放能量的方式有两种，一种是前面讨论过的特征X射线，另一种就是逸出样品表面的俄歇电子。测量俄歇电子的能量及数量可以用于分析元素的成分及含量。

（7）反射电子（reflection electron，RE）：入射电子与样品作用后，由样品表面反射回来的那部分入射电子。反射电子的产额与样品表面凸凹形状和组成成分有关。

（8）吸收电子（absorption electron，AE）：入射电子与样品作用后，被样品吸收的那部分入射电子，是二次电子像和反射电子像的互补。

七、电子束与样品作用的模式

电子束与样品作用的模式有两种，如图1-2所示，分别为泛光式电子束（flood beam）和扫描式电子束（scan beam）。泛光式电子束的特点是电子束固定，样品各处被电子束同时照射，同时成像。扫描式电子束的特点是电子束不固定，而是在样品上按一定方式和速度移动，样品被电子束逐点照射，逐点成像。

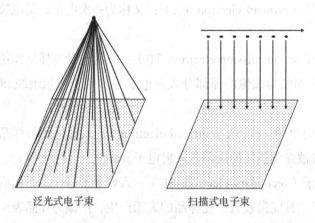

泛光式电子束   扫描式电子束

图1-2　电子束与样品作用的模式

第三节　电子显微镜的分类与应用

随着科学技术的不断发展，电镜在仪器性能上得到不断的完善和发展，除了能够观察样品内部超微结构的透射电镜和观察样品表面形貌的扫描电镜之外，又相继出现了既可观察结构又可对样品的成分进行定性分析和定量分析的分析电镜，可观察厚样品和活体样品的超高压电镜等。现在的电镜不仅可以看到生物样品的二维平面结构，还可以通过计算机电子断层成像技术观察生物样品的三维结构。尽管电镜的种类很多，但是在生物医学领域广泛应用的电镜主要是透射电镜和扫描电镜。

一、透射电子显微镜（transmission electron microscope，TEM）

透射电子显微镜简称透射电镜，是利用泛光式电子束和透射电子成像的电镜，主要用于显示生物样品内部的超微结构。目前其分辨率可达0.05～0.2 nm，放大倍数2 000～1 000 000倍。根据加速电压可将其分为：普通透射电镜（加速电压≤120 kV）、高压透射电镜（加速电压200～500 kV）和超高压透射电镜（加速电压1 250～3 000 kV）。在生物医学中较常用的是加速电压小于120 kV的普通透射电镜。

透射电镜的样品制备技术包括超薄切片技术、负染色技术、冷冻电镜技术、冷冻蚀刻技术、电镜细胞化学技术、免疫电镜技术、电镜放射自显影技术和电镜核酸原位杂交技术等。

透射电镜可应用于生物医学的很多领域，在细胞生物学中用于观察各种细胞器的超微结构；在分子生物学中用于核酸和蛋白质超微结构的研究；在微生物学中，用于揭示细菌、病毒以及支原体等微生物的超微结构；在组织学中，用于观察组织细胞的正常超微结构；而在病理学中则用于观察组织细胞超微结构的病变；在临床医学中还可用于对肾脏疾病、肝脏疾病及血液病等疾病的诊断。可以说透射电镜是在生物医学领域应用最广泛的电镜。

二、扫描电子显微镜（scanning electron microscope，SEM）

扫描电子显微镜简称扫描电镜，是利用扫描式电子束和二次电子成像的电镜，主要用于显示细胞和组织的表面形貌，目前分辨率可达0.5 nm，放大倍数最高可达400万倍。

扫描电镜的样品制备技术包括表面干燥法、断面干燥法、血管铸型法、免疫扫描电镜和扫描电镜放射自显影等。可应用于植物学、动物昆虫学、基础医学和临床医学等领域，如观察植物的叶片结构、昆虫的翅膀结构、各种血细胞的结构以及血管的结构等。

三、分析电镜（analytical electron microscope，AEM）

以透射电镜或扫描电镜为基础，配有X射线能谱仪或波谱仪等附属装置的电镜。该电镜既能观察组织细胞的超微结构，又能对组织细胞内元素成分进行定性分析和定量分析，从而获得结构变化与组成元素变化之间的关系。

分析电镜的样品制备技术包括一般组织切片法、化学沉淀法、冰冻处理法、干燥法、液滴法等。可应用于组织细胞化学、生理学和临床医学，如对引起职业病的元素进行分析等。

四、扫描探针显微镜（scanning probe microscope，SFM）

扫描探针显微镜是一大类显微镜的总称，包括原子力显微镜（atomic force microscope，AFM）、扫描隧道显微镜（scanning tunneling microscope，STM）、磁力显微镜（magnetic force microscope，MFM）等，可用于观察和精确测量物体表面性状，例如对微米或纳米水平样品表面构造的精确观测以及生物领域DNA、蛋白质、生物膜和细胞形态的研究。目前，在生物医学中得到广泛应用的是扫描隧道显微镜和原子力显微镜。

扫描隧道显微镜是将一根金属针放在待测物体表面上，在金属针与物体间加一个电压，使物体表面的电子克服逸出功而离开样品，形成隧道电流。隧道电流与探针到样品表面的距离成指数函数关系，故隧道电流对间距变化的反应十分敏感。如果探针在样品表面扫描，间距随着样品表面凸凹不平的形貌而变化，隧道电流也随之变化。记录隧道电流则可获得有关样品表面形貌特征的信号，观察样品表面的原子结构。目前，有的扫描隧道显微镜的分辨率可达到0.005 nm，将人类的观察力提高了近两个数量级，使人类第一次可以根据自己的意愿来操纵排列原子。扫描隧道显微镜可以在大气常压下工作，甚至可以在油、水中工作，但是只能检测导电的样品。

1990年，IBM公司的科学家向大家展示了一项令世人瞠目结舌的成果，他们在金属镍表面用35个惰性气体氙原子组成了IBM三个字母（见图1-3）。

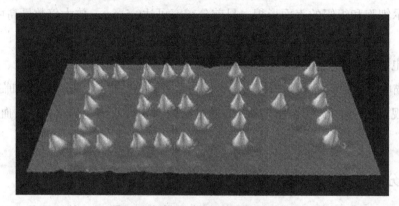

图1-3　扫描隧道显微镜下的氙原子

原子力显微镜对样品没有导电性的要求，应用范围更广，弥补了扫描隧道显微镜只能观察导电样品的不足。该电镜是使用一个尖端附有探针的极灵敏的弹簧悬臂作为接受力变化的敏感元件，当微悬臂接近样品表面时，探针和样品表面原子间将产生相互作用。这种变化可用电学或光学方法探测出来，变化的大小反映相互作用的大小，因此，可以得到样品的表面形貌。有人预言，在不远的将来，科学家将可以在原子力显微镜下直接阅读人体基因图，而不必再通过分子生物学的分析方法。

扫描隧道显微镜和原子力显微镜的共同特点是，二者都是观察测量物体表面形状的工具，工作时都有一个尖端十分尖锐的探针紧贴近待测样品的表面。二者的区别在于，原子力显微镜可触及样品表面，而扫描隧道显微镜与样品表面保持一个微小的间距；扫描隧道显微镜只能检测导电的样品，而原子力显微镜对样品没有导电性的要求。

一般认为，扫描探针显微镜的样品不需要特殊处理，无论在大气、溶液或真空环境下均可成像，但对生物样品的观察有一定难度。原因在于生物样品通常较软，探针上的作用力很小，但产生的压强仍然比大气的压强大上千倍，若减小压强，过尖的探针就无法使用，相应的分辨率也降低。同时，对多数生物材料而言，扫描探针显微镜的分辨率还无法与透射电镜观察结果相媲美。

五、冷冻电子显微镜（cryo-electron microscope，CryoEM）

冷冻电子显微镜（简称冷冻电镜），是指在普通透射电镜上加载低温冷冻制备传输系统和冷冻样品杆的电镜。由于对样品进行冷冻处理后，可以降低电子束对样品的损伤，减小样品的形变，从而获到更加真实的样品形貌，所以主要用于观察生物样品尤其是蛋白质的结构。由于不需要结晶，并且极少量的样品就可以解析大型任意不规则形的蛋白复合体原子级分辨率的三维结构，因此，冷冻电镜现在已经成为研究结构生物学的重要工具。

众所周知，蛋白质是生物体内重要的生物大分子之一，其在生物体内分布广泛，种类繁多。具有复杂空间结构的蛋白质在生物体内执行着各种生理功能任务。蛋白质的功能与其空间结构密切相关。解析蛋白质的空间结构，进而诠释蛋白质的生物学功能及其执行功能的作用机制，一直是结构生物学的重要研究内容。

生物样品含水量丰富，要保证水在真空中不蒸发，就需要将样品冷冻起来。但是，样品一旦冷冻，冰晶就会破坏生物样品的结构。解决这一问题的方法就是要将水快速冷却成为玻璃态。玻璃态是水在气态、液态和固态外的另一种状态。要使水进入玻璃态，必须急速冷冻到-108℃。玻璃态水和冰不同，它没有固定形状，没有晶体结构，而且水在玻璃态下的密度和液态密度相同。这对于生物样品有着特殊意义，因为如果能直接进入玻璃态，就可以避免因水结冰造成的生物样品体积膨胀、结构破坏。

冷冻样品制备技术的确立，提供了让水快速冷却成为玻璃态的方法。该技术的流程如下（见图1-4）：首先需要一个有很多微孔的支持膜作为载网，孔的直径通常在2μm左右；然后，把含有生物大分子的溶液滴到膜上，用滤纸吸走多余的溶液之后，微孔上就能形成一层薄膜；最后，把样品快速投入到液态乙烷中进行冷冻，这样就制备好了冷冻电镜样品。通过这种方法冷冻后的样品，能够完整地保持其天然状态，有效减少了电子对样品的辐射损伤，通常可降低4～5倍，还能提供非常好的衬度。该方法成功解决了自从电镜诞生后的50年内一直困扰生物学界的难题："水是生命体组织最丰富的存在，却一直被电镜技术排除在外。"冷冻样品制备技术直到现在都是冷冻电镜领域，包括单颗粒重构技术和断层扫描技术里最主要的样品制备手段。

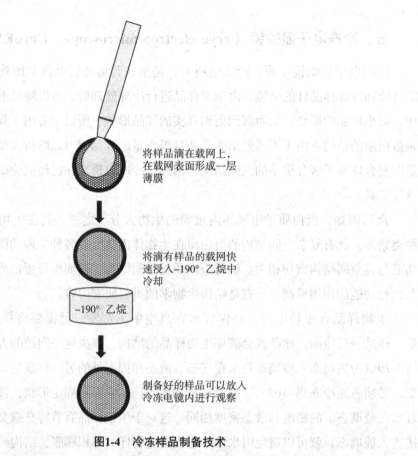

将样品滴在载网上，在载网表面形成一层薄膜

将滴有样品的载网快速浸入-190°乙烷中冷却

-190°乙烷

制备好的样品可以放入冷冻电镜内进行观察

图1-4 冷冻样品制备技术

冷冻电镜样品制备技术虽然解决了生物样品制备问题，但是让冷冻电镜真正成为研究结构生物学利器的根本原因在于直接电子探测器的使用以及三维重构算法的突破，使冷冻电镜的分辨率得到了大幅提升。

与传统光电耦合的CCD相机相比，直接电子探测器可以精准地计算出电子的位置进而显著提高电镜的图像质量，并且能够用类似电影的方式快速记录电镜图像，从而帮助我们追踪并矫正样品漂移轨迹，同时还可以矫正辐射损伤。这些优点将冷冻电镜的图像质量提高到了一个全新的水平，使得冷冻电镜的分辨率得到了极大的提升。

低温电子显微三维重构技术是将含水生物样品快速冷冻固定，在液氮条件下对其进行电镜成像的方法，用于观察细胞表面受体结构、细胞的原位结构及氨基酸序列。低温电子显微三维重构技术包括螺旋重构、电子晶体学、单颗粒三维重构（见图1-5）及电子断层三维重构等。冷冻电镜的三维重构技术实现了对于任意不规则蛋白复合体原子级分辨率的三维结构的解析，将生物化学研究带入了一个新纪元。

冷冻电镜的强大在于它可以"冷冻一切"，无论是生物组织、溶液中的大分子、病毒或者核糖体，只要有需求，冷冻电镜都可以通过冷冻的手段来帮助我们观察生物样品，并提供重要的结构信息。冷冻电镜技术的突破，在于把结构生物学从"静态结构生物学"变成了"动态结构生物学"，把结构和功能真正对应起来。

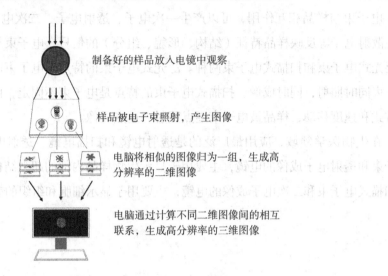

制备好的样品放入电镜中观察

样品被电子束照射，产生图像

电脑将相似的图像归为一组，生成高分辨率的二维图像

电脑通过计算不同二维图像间的相互联系，生成高分辨率的三维图像

图1-5 单颗粒电镜三维重构方法

我国科学家在冷冻电镜方面的研究起步较晚，但近年来在海外华人学者的大力帮助下，以及优秀的科学家学成回国，我国在这一领域的研究开始蓬勃发展。

2017年10月4日，瑞典皇家科学院将诺贝尔化学奖颁给来自瑞士、美国和英国的三位科学家Jacques Dubochet、Joachim Frank和Richard Henderson，以表彰他们在冷冻电镜方面的贡献。获奖理由是"研发出冷冻电镜，用于溶液中生物分子结构的高分辨率测定"。可以说，冷冻电镜的发明将生物化学带入了一个崭新的时代，将活的生物分子进行冷冻，使分子机制可以被图像化描述。

小 结

电子显微镜自20世纪30年代诞生起，就在细胞生物学、微生物学以及实验病理学等研究领域发挥着重要作用。到了20世纪60年代，它作为新的诊断工具直接服务于临床病理诊断。随着科学技术的不断发展，电镜样品制备技术的日趋完善，特别是随着扫描隧道显微镜、原子力显微镜以及冷冻电镜等新型电镜的发明，电镜的应用已经不再局限于形态学研究，而是与物理学、化学、生物化学以及现代分子生物学等学科进行交叉融合，成为生物学、基础医学、临床医学等生物医学研究领域中必不可少的实验手段。

本章主要介绍了电子显微镜的发展历程、分类及应用。

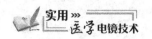

电子波粒二象性理论的建立和电磁透镜的发现为电子显微镜的发明奠定了理论和实验基础。1932年，世界上第一台透射电子显微镜问世。

电子束与样品相互作用，可以产生一次电子、透射电子、二次电子、特征X射线、弹性散射电子等反映样品特征（结构、形貌、组分）的信号。电子束与样品作用的模式有泛光式电子束和扫描式电子束两种。泛光式电子束的特点是电子束固定，样品各处被电子束同时照射，同时成像。扫描式电子束的特点是电子束不固定，而是在样品上按一定方式和速度移动，样品被电子束逐点照射，逐点成像。

在生物医学领域，应用最广泛的是透射电镜和扫描电镜。透射电镜是利用泛光式电子束和透射电子成像的电镜，主要用于显示生物样品内部的超微结构。扫描电镜是利用扫描式电子束和二次电子成像的电镜，主要用于显示细胞和组织的表面形貌。

第二章 透射电子显微镜

透射电子显微镜（transmission electron microscope，TEM），简称透射电镜，是利用泛光式电子束和透射电子成像的电镜，主要用于观察组织细胞内部的超微结构特征，可应用于细胞生物学、分子生物学、微生物学、组织学、病理学以及临床疾病诊断等诸多生物医学领域（见图2-1）。透射电镜是各种类型电镜中发展最早、历史最长、应用最广的一类电镜。因此，了解透射电镜的结构和工作原理有助于对其他类型电镜的理解。

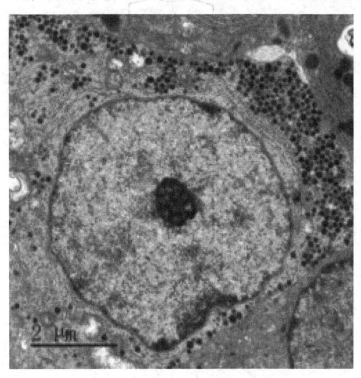

图2-1 透射电镜下的大鼠垂体细胞

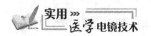

第一节　透射电子显微镜的基本结构

透射电镜主要由三大系统组成，分别为电子光学系统（镜筒）、真空系统、电源和电路控制系统。

一、电子光学系统

电子光学系统是透射电镜的主要组成部分，其结构十分精密，主要由照明系统、样品室、成像放大系统以及观察记录系统组成（见图2-2）。

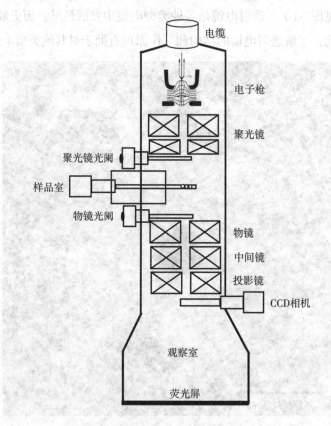

图2-2　透射电镜结构剖面图

（一）照明系统（illumination system）

1.电子枪（electron gun）

电子枪是电镜的照明源，其作用是产生和加速电子。由阴极（cathode）、栅极（grid）和阳极（anode）组成（如图2-3所示）。

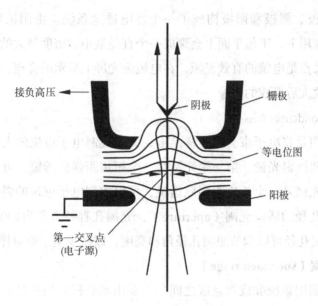

图2-3 电子枪剖面图

阴极又称为灯丝（filament），一般是由直径为0.1 mm的细钨丝制成发叉型（V型）。这种由细钨丝做阴极的电子枪通常被称为钨灯丝电子枪。当灯丝通电加热到2 227℃时，其尖端就会发射出电子，形成电子束。灯丝具有一定的寿命，其寿命与工作温度和真空度有关。工作温度高、蒸发率大，灯丝的寿命就会缩短。真空度在1×10^{-2} Pa时，灯丝的寿命在30 h左右；当真空度大于1×10^{-2} Pa时，灯丝的寿命明显增加；如果真空度能维持在1×10^{-4} Pa，灯丝的寿命可达200 h。目前，除了常用的钨灯丝电子枪外，还有六硼化镧（LaB_6）电子枪和场发射电子枪。它们的亮度和寿命都比钨灯丝电子枪高得多，但是由于制造工艺复杂，价格十分昂贵。

栅极位于阴极和阳极之间，一般是由一个中央孔径为2 mm的圆形金属筒构成，其作用是稳定阴极发射的束电流以及控制束电流大小。由于束电流的强度可以随灯丝发射温度的变化而迅速改变，而透射电镜要求电子枪发射的束电流必须十分稳定，所以，一般采用自给栅偏压的形式来控制栅压，以达到稳定阴极发射的束电流以及控制电流大小的作用。当束电流的强度不再随着灯丝加热电流的增加而增加时，就达到了饱和状态。电镜正常工作时，灯丝加热电流应调整至刚好达到饱和状态。因为未达到饱和状态时，发射的束电流不稳定；超过刚好达到的饱和状态时，非但不能增加束电流强度，还会导致灯丝寿命的缩短。

阳极与阴极相对，其上加有10～120 kV的加速电压，阳极的作用是加速电子，使阴极发射的电子具有一定能量，能够穿透样品。为了安全起见，阳极接地为零电位，而阴极加速电压为负电压。

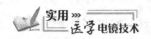

电子枪的阴极、栅极和阳极构成了一个静电透镜系统。由阴极发射出来的电子束，在静电透镜作用下，于焦平面上会聚成一个直径最小、密度最大的电子束斑，通常称作交叉点。交叉点是电镜的有效光源，在电镜荧光屏上显示的亮斑，就是交叉点经透镜系统的会聚和放大后形成的实像。

2. 聚光镜（condenser lens）

聚光镜的作用是将电子束会聚在样品上，并能控制电子束斑的大小和强度。一般的电镜通常采用两级聚光镜。第一聚光镜是一个短焦距强磁透镜，可以控制电子束斑的大小。第二聚光镜是一个长焦距弱磁透镜，可以控制电子束斑的强度。在第二聚光镜中装有可调换孔径的活动光阑（aperture），光阑孔直径通常为100 μm、200 μm、300 μm，改变光阑孔径可以调节照明孔径角和亮度，以减少电子束对样品的辐照损伤。

（二）样品室（specimen stage）

样品室位于照明系统和成像系统之间，主要由承载样品的样品台、驱动样品台移动的控制杆、更换样品用的气密小室（也称气锁装置）等构成，其作用是承接样品和选择观察视野。样品台承接样品的方式有顶插式和侧插式两种。顶插式的样品台位于物镜之上，样品从物镜上方插入。侧插式的样品台从物镜的侧面插入。侧插式操作简单，样品杆可同时摆放多个载网（如图2-4所示）。而且，根据不同需求，样品杆还具有倾斜、旋转、加热和冷却等功能。气密小室的作用是在更换样品时，保持整个镜筒的真空状态，以达到迅速更换样品进行观察的目的。

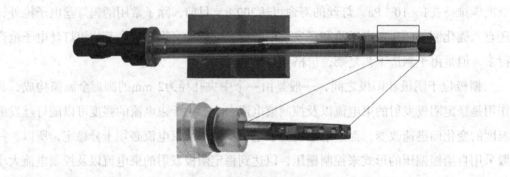

图2-4 样品杆

（三）成像放大系统（imaging and amplification system）

成像放大系统是使电镜具有高分辨率和高放大倍数的关键部分。它一般由物镜（objective lens）、中间镜（intermediate lens）和投影镜（projective lens）组成，其作用就是进行成像和放大。

物镜是成像放大系统中最主要的透镜，作为成像放大系统的第一级成像透镜，其作用是将信息初级放大。一台电镜分辨率的高低以及图像质量的优劣，很大程度上取决

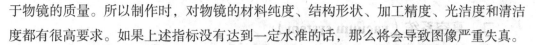

于物镜的质量。所以制作时，对物镜的材料纯度、结构形状、加工精度、光洁度和清洁度都有很高要求。如果上述指标没有达到一定水准的话，那么将会导致图像严重失真。

此外，为了减少球面像差和提高图像的反差，在物镜中还装有消像散装置和活动光阑。光阑孔径20 μm、30 μm、50 μm、70 μm不等。通过改变光阑孔径，可改变物镜成像孔径角和反差强弱。通常，物镜光阑孔径小，图像对比度好，但要获得高分辨率图像，选择50 μm左右的光阑孔径为宜。

（四）观察记录系统（image viewing and recording system）

观察记录系统位于投影镜的下方，一般由观察室和照相室组成，观察室内又有荧光屏和观察窗口。

荧光屏可以将载有样品信息的电子信号转换成可见光。电子枪发射出来的入射电子并不含有样品的任何信息，而当入射电子与样品作用后成为透射电子，便载有样品的特征性信息了。但是人眼只能感觉到可见光的强度和颜色，而不能直接感受到电子，因此，必须把这些载有样品信息的电子信号转换成可见光，才能被人眼感受和识别。荧光屏就是用来执行这种转换功能的。当透射电子与荧光屏上的荧光粉作用后，就可以激发出可见光，被人眼感受和识别。荧光屏上的荧光粉需要满足两个条件：一是在将载有样品信息的电子转换为可见光时，可见光的颜色应是人眼最敏感的颜色，一般为黄绿色，波长约在550 nm左右；二是荧光粉的颗粒越小越好，通常在20～100 μm之间。

观察室内的荧光屏有两个，一个是大的观察荧光屏，一个是小的调焦荧光屏。观察者可以通过荧光屏选择观察视野。由于荧光屏的分辨率（50 μm）高于人眼的分辨率（200 μm），所以为了便于观察到图像的细节，几乎所有的透射电镜在观察室的外面都设置有放大倍率为10倍左右的光学放大镜。

照相室的设立不仅可以记录和保存图像，还可以进一步提高图像的分辨率。电镜图像永久保存的最好方式是进行摄影。照相用的底片为电镜专用底片，有干板和软片两种。由于底片上的乳胶颗粒比荧光屏上的颗粒更细小，故可以提高图像的分辨率，因此，记录在底片上的图像要比所观察的图像更清晰。电镜底片的传送由手动或自动进片装置完成。电镜上还配备有自动曝光检测系统，可以为操作者提供合适的曝光条件，保证底片的曝光亮度。透射电镜的图像都是通过观察室的荧光屏进行观察，用照相底片进行记录的。现在，多在照相底片位置配备CCD相机进行拍照，直接获得数字图像，便于计算机储存。关于CCD相机的工作原理和安装方式详见第四章电镜摄影与图像处理。

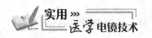

二、真空系统（vacuum system）

真空系统主要由初级和高级抽空系统、抽空管道和阀门自动控制系统、真空检测系统等结构组成。其作用是使电镜镜筒内部保持高真空状态，这也是决定电镜能否正常工作的重要因素。

电镜为什么必须在高真空状态下工作呢？主要是因为电子束必须在高真空的条件下产生和运动。电镜的光路只有在高真空里，才能保证电子束能够传播足够长的距离来成像，而不在传播过程中被空气吸收掉；而且，在非高真空状态下，入射电子会和镜筒内的气体分子相互作用碰撞，产生电子闪烁及放电现象，从而严重地影响图像质量。非高真空状态，还会使灯丝氧化而损害灯丝，缩短灯丝寿命。另外，非高真空状态中的残余气体经电子轰击后会沉积在样品上，污染样品。

三、电源和电路控制系统

在电镜的使用过程中，如果电子束的加速电压不稳或各透镜的激励电流有波动，电子束的波长和各透镜焦距就会随之发生改变从而降低电镜的分辨率，导致图像模糊。因此，电镜对电流的稳定度要求很高，电源和电路控制系统就显得尤为重要，其是由高压电源系统、透镜电源系统、合轴和辅助电源系统以及电子计算机控制系统共同组成的。

此外，在电镜的系统组成中冷却水的供给也十分重要。它的主要作用是稳定以上三个系统的工作状态，保证电镜工作的正常运行。

第二节　透射电子显微镜的成像原理

图像的细节是否清楚主要是由图像的反差（contrast）决定的。反差又称对比度或衬度，是指图像中各部分细节的亮度与它们背景亮度（平均亮度）的差别。差别越大，反差越强；差别越小，反差越弱；如果没有差别，就意味着没有反差，也就等于没有图像。

一、电镜与光镜成像原理的区别

透射电镜和光学显微镜虽然有很多相似之处，但是二者的成像原理却是截然不同的。在光学显微镜中，图像的反差主要是依靠样品中不同部分的细节对光的吸收差别而形成的。但是在透射电镜中，不允许样品有吸收电子的现象。其原因有两点：一是如果样品吸收了高能量的电子，样品将因温度升高而导致损伤；二是如果样品能吸收电子，势必会使未被吸收的电子损失能量，从而导致色差的产生，降低图像的分辨率。因此，在透射电镜中所观察的样品必须很薄，以便把对电子的吸收减弱到可以忽略的程度。所以，在透射电镜中，图像的反差主要取决于样品对入射电子的散射能力。

二、散射（scatter）

散射是指入射电子与样品作用后，偏离初始方向的现象。偏离初始方向角度大的电子，可以被光阑挡住，不参加成像；而偏离初始方向角度小的电子，可通过光阑参加成像。偏离初始方向角度越大，说明样品对入射电子的散射能力越强。样品对入射电子的散射能力的大小与样品的质量厚度（mass thickness）有关。

三、电镜样品的质量厚度

电镜样品的质量厚度与样品的厚度及样品的密度有关。

电镜样品的质量厚度＝样品厚度×样品密度

样品厚度是指样品的厚薄程度。样品越厚，入射电子通过样品经历的时间越长，从而受样品作用的机会越大，被散射的程度也就越大。

样品的密度是指样品中所含元素的原子序数的大小以及原子数目的多少。原子序数越大，样品的密度越大，样品散射电子的能力越强。

由于样品的厚度及密度不同，导致样品对入射电子的散射能力也各不相同。假定样品中各部分质量厚度分布不同，各部分对入射电子散射的能力也就不同，质量厚度较大的部分，散射能力强，电子的散射角度大，被光阑挡住的散射电子多，参与成像的透射电子少，因此，在图像中就形成暗区。相反，质量厚度较小的部分，散射能力弱，电子的散射角度小，被光阑挡住的散射电子少，参与成像的透射电子多，因此，在图像中就形成亮区。这样，就形成了具有明暗差别的图像。

简而言之，透射电镜图像反差的形成是由于生物样品中各部分质量厚度不同，导致对入射电子散射的能力不同，进而导致参与成像的透射电子的数目多少不同，故荧光屏上的亮暗程度不同所致。

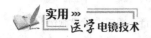

第三节 透射电子显微镜的基本操作

一台高质量的仪器是否能够充分发挥其性能，在很大程度上取决于仪器的调校和操作，尤其是仪器的工作环境、主要性能指标的校验和工作参数的选择等。

一、电镜的工作环境条件

电镜是高精密贵重大型仪器，对于工作环境条件必须要考虑到以下方面：

（1）电源（电压、功率、稳定度以及对环境的磁干扰）；

（2）地线（专线、接地电阻低于说明书要求）；

（3）恒温；

（4）恒湿；

（5）防磁；

（6）防震；

（7）防尘；

（8）遮光设施；

（9）地板强度。

二、镜筒合轴

要想使电镜处于最佳工作状态，必须定期对电镜进行调正和对中，也就是镜筒合轴。镜筒各部件的机械中心应当在同一直线上，称为机械轴。各电子透镜的光轴中心也应在同一直线上，称为电子光轴。采用机械移动或电磁偏转的方法使电子光轴与机械轴重合的过程称为镜筒合轴。电镜对中应满足以下条件：

（1）当聚光镜聚焦时，电子束亮斑在荧光屏中心形成一个小圆；当聚光镜散焦时（过聚焦或欠聚焦），电子束亮斑围绕荧光屏中心均匀扩大或缩小。

（2）当改变放大倍数时，视野不丢失。

（3）当对图像聚焦时，图像不偏离荧光屏中心。

（4）当功能按钮从一种模式转换到另一种模式时，照明不受损失。

电镜的镜筒合轴包括电子枪对中、聚光镜对中、聚光镜光阑对中、聚光镜消像散、物镜光阑对中、电压中心、电流中心、物镜消像散等。一般一次合轴后能保持一段时间不变，故不用每次启动电镜时都进行镜筒合轴。

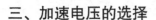

三、加速电压的选择

透射电镜的加速电压一般可在40～120 kV范围内改变，因而就存在对加速电压的选择问题，加速电压对电镜性能的主要影响如下：

（1）提高加速电压，可以提高放大倍数和分辨率。

（2）提高加速电压，可增加电子的穿透力。

（3）提高加速电压，可以增加电子枪的亮度。

（4）提高加速电压，可以减少对样品的损伤。

（5）提高加速电压，图像反差下降。

因此，对于厚切片的样品，应选择较高的加速电压；对于反差不好的图像，应选择较低的加速电压。观察生物样品一般选择80～100 kV的加速电压较为合适，因为这个范围内的加速电压可使荧光屏上荧光物质的发光效率最大化。

四、聚光镜光阑的选择

聚光镜的光阑板上一般安装有3～4个光阑，其孔径通常为100 μm、200 μm、300 μm、400 μm，选择时要考虑以下问题：

（1）当样品非常厚时，可选择较大孔径的光阑。因为它能以较大照明角的电子束照在样品上，这样在荧光屏上就能得到理想的放大倍数并获得合适亮度的图像。

（2）对于需要得到较大反差的极薄的样品，宜选择较小孔径的光阑，以得到较小的照明孔径角，满足相关的照相条件。

在日常工作中，一般常选择孔径为200 μm的光阑。

五、物镜光阑的选择

物镜光阑和聚光镜光阑一样，在其光阑板上也安装有孔径不同的光阑，一般为20 μm、30 μm、50 μm、70 μm不等，选择时应注意如下问题：

（1）物镜光阑孔径越小，图像反差越好。但是光阑孔径越小，也越容易被污染。通常选择孔径为50 μm的光阑，这也是透射电镜的"最佳光阑"。当有电子衍射和球差限制分辨率时，利用这种孔径的光阑可以得到一个理论上的最佳分辨率和最佳孔径角。

（2）观察小于1 nm的样品，要选择大尺寸孔径的光阑，以便让多束光通过，从而形成高分辨率的结构像。

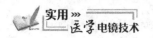

六、放大倍数的选择

观察样品时，一般要遵循从低倍到高倍的原则。因为低倍时电镜图像易与光镜图像相连接，且不易损伤样品。观察细胞以3 000~10 000倍为宜；观察细胞内细胞器和病毒以10 000~100 000倍为宜；观察生物大分子以100 000倍以上为宜。

七、透射电镜的操作步骤

不同品牌的电镜，具体的操作步骤有所差异，但大致的操作步骤如下。

（1）启动：接通电源、水源后开机。电镜的工作前提是镜筒的高真空度和电气系统的预热，所以启动的时间至少要30 min。现在的电镜可以24 h待机。

（2）开高压：按下"高压"开关，选择合适的加速电压值。观察生物样品一般选择80~100 kV的加速电压。

（3）放置样品：将样品放入样品杆中，根据样品杆的型号不同，可同时放入1~3个样品。

（4）加热灯丝：按下"灯丝"旋钮，直至荧光屏发亮，说明有电子束产生。

（5）镜筒合轴：一般由专业技术人员定期进行调试。

（6）调整亮度、选择视野：由低倍至高倍，根据观察内容调整放大倍数。

（7）聚焦：通过聚焦使图像达到最清晰状态。

（8）照相：选好照相区域和放大倍数，检查样品是否有漂移，如有漂移不能照相。确定曝光时间使其与荧光屏亮度相适应，手动或自动曝光。

（9）关机：关闭灯丝，取下样品，关闭高压，关掉真空系统及电镜总电源，关闭循环水。

小　结

透射电镜是利用泛光式电子束和透射电子成像的电镜，主要用于观察组织细胞内部的超微结构特征，可应用于细胞生物学、分子生物学、微生物学、组织学、病理学以及临床疾病诊断中。

透射电镜主要由电子光学系统（镜筒）、真空系统、电源和电路控制系统组成。其中，电子光学系统是透射电镜最重要的结构。电子光学系统由照明系统、样品室、成像放大系统和观察记录系统组成。电子枪是电镜的照明源，由阴极、阳极和栅极组成，主要是产生和加速电子。物镜是成像放大系统中最主要的透镜，一台电镜分辨率的高低以及图像质量的优劣，很大程度上取决于物镜的质量。

透射电镜需要在高真空状态下工作，因为在非高真空状态下，入射电子会和镜筒内的气体分子相互作用碰撞，产生电子闪烁及放电现象，严重影响图像的质量；损害灯丝，缩短灯丝寿命；残余气体经电子轰击后会沉积在样品上，污染样品。

透射电镜反差的形成与样品的质量厚度密切相关。由于生物样品中各部分质量厚度不同，对入射电子散射的能力不同，参与成像的透射电子的数目多少不同，故荧光屏上的亮暗程度不同。

透射电镜观察时，高压一般选择80 kV，物镜光阑孔径选择50 μm。根据观察内容调整放大倍数，观察细胞以3 000～10 000倍为宜；观察细胞内细胞器和病毒以10 000～100 000倍为宜；观察生物大分子以100 000倍以上为宜。

第三章 扫描电子显微镜

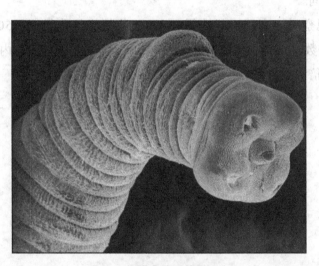

图3-1 扫描电镜下的寄生虫

扫描电子显微镜（scanning electron microscope，SEM），简称扫描电镜，是利用扫描式电子束和二次电子成像，显示样品表面形貌结构像的电子显微镜。1935年，德国的Knoll首先提出了扫描电镜的原理和设计理念。1942年，英国剑桥大学的Mullan制造了世界上第一台扫描电镜，但由于成像分辨率低（约1 μm），照相时间长（需要几小时），实际应用价值不大。直到1965年，英国剑桥大学仪器公司生产了世界上第一台商品化扫描电镜，分辨率可达50～100 nm，放大倍数可以从几十倍直至一万倍。经过技术的不断改进和提高，目前，扫描电镜的分辨率可达0.5 nm，放大倍数最高可达400万倍。扫描电镜广泛应用于生物学、医学、地质学、化学、物理学、电子学、材料学、冶金、机械、轻纺甚至公安等领域，是具有广泛应用价值的研究工具。

与透射电镜相比，扫描电镜具有如下特点：

（1）用于观察组织细胞表面形貌。

（2）景深长，立体感强。景深是摄影、测量与遥感学术语，是指在摄像机镜头或其他成像器前，能够取得清晰图像时成像所测定的被摄物体前后距离范围。扫描电镜拍出的图像层次丰富、细节清晰、立体感强，多呈现三维立体结构。而透射电镜因为样品薄，不能拍出具有立体感的图像。

（3）放大范围广。扫描电镜的放大范围可以从几十倍到几十万倍不等，其放大倍数包括了放大镜、光镜和电镜三种类型显微镜的放大倍数范围，可以在各种观察水平上进行观察。

（4）样品室较大，可观察块状样品。透射电镜对样品的厚度和大小都有一定的要求和限制，但是扫描电镜对样品没有严格的要求，可大可小，可厚可薄。因为扫描电镜对样品的种类适应性强，可以观察各种类型的样品，如材料、粉末、叶片、软的样品、硬的样品等等，只要有形态结构和成分特征的样品都可以用扫描电镜观察。

（5）样品制备过程简单。与透射电镜的样品制备过程相比，扫描电镜的样品制备相对简单。对于大多数金属样品可以直接放入电镜中观察；对于导电性差的金属、非金属及半导体材料，只需要在样品表面进行金属化处理，即喷金，也可以直接观察；对于生物样品，虽然需要经过清洗、固定、脱水、干燥和喷金等处理，但是也省去了透射电镜样品制备中的包埋和切片等程序，因此更为方便。

（6）样品受损伤和污染小。扫描电镜对样品的损伤和污染比透射电镜小。因为扫描电镜的电子束间断照射样品，而透射电镜则是连续照射样品。此外，扫描电镜的电子束流也比透射电镜的要小。

第一节　扫描电子显微镜的基本结构

所谓"扫描"，包含两层含义：一是"扫"，是指用具有一定能量和电流密度的细聚焦电子束，以一定方式和速度，在样品表面逐点移动，并在其经过的点上产生表征样品特征的各种信号；二是"描"，是指将表征样品各点特征的各种信号检测出来，并经过电学处理后以亮暗图像的形式进行观察和描记。电子束在样品上逐点移动的过程就是"扫"的过程；再依次把各点产生的表征样品特征的信号检测出来，描记下来的过程，即是"描"的过程。把"扫"和"描"的过程结合起来就是"扫描"。因此，从"扫描"的两层含义来理解，一台扫描电镜除了应具备普通电镜应有的真空系统和电路系统外，一般还应包括电子光学系统、扫描系统、信号检测系统和信号显示记录系统四部分结构。

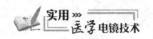

一、电子光学系统

扫描电镜的电子光学系统主要由电子枪和磁透镜系统组成，作用是形成具有一定能量和一定电流密度的细聚焦电子束。这个细聚焦电子束通常被称作电子探针。

（1）电子枪：电镜的照明源，可产生入射电子并使电子加速。和透射电镜一样，扫描电镜的普通电子枪，类型包括发叉式钨灯丝电子枪、六硼化镧电子枪、六硼化铯电子枪，这些电子枪都是由阴极、栅极和阳极组成的。目前，还有冷场发射电子枪和热场发射电子枪，场发射电子枪亮度比普通电子枪高2~3个数量级，电子能量分散小、相干性好、寿命长，现已得到广泛应用。

（2）磁透镜系统：位于电子枪下方，由第一聚光镜、第二聚光镜和物镜组成。与透射电镜不同的是，扫描电镜的聚光镜可以会聚和缩小电子束，形成细聚焦的电子束，并通过控制电子束流的大小，调节图像的亮度。聚光镜下方靠近样品的磁透镜习惯上被称为物镜。物镜能够将电子束的焦点会聚到样品表面，改变物镜电流，可以改变焦点高低，使电子束在样品上聚焦。由于扫描电镜是逐点逐行扫描成像的，因此，电子束斑的大小、形状和亮度直接影响扫描电镜的分辨率。物镜可以决定最终的电子束斑的大小、形状和亮度，所以，物镜也是扫描电镜的关键部件之一。此外，为了减少透镜像差，提高图像质量，还设有物镜光阑；为了消除像散而设有消像散器。

（3）样品室：与透射电镜的样品室相比，扫描电镜的样品室要大得多，其内有样品台和放置各种检测器的窗口，最常用的检测器是二次电子检测器和背散射检测器。样品台可容纳大小不同的样品，并可以在X、Y、Z、-5°~+45°倾斜和360°旋转五个方位移动。为了满足不同研究的需要，有些扫描电镜还配备有特殊的样品台，如冷冻样品台、高温样品台、拉伸台等。

二、扫描系统（scanning system）

扫描系统是扫描电镜的特殊部件，也称为电子偏转系统，由电子束偏转线圈和扫描波发生器组成，其作用在于控制电子束在样品上以一定方式和速度移动，同时保证显示器上的电子束与样品上的电子束移动同步。

偏转线圈一般有两组，一组用于行扫描，称为水平偏转线圈；另一组用于帧扫描，称作垂直偏转线圈。

扫描波发生器为水平偏转线圈和垂直偏转线圈提供锯齿波电流，以使其完成控制电子束在样品上扫描偏转的功能。同时扫描波发生器还有两个作用，一是使电子束在样品上的扫描方式和速度与显示器中电子束在荧光屏上的扫描方式和速度同步，以保证样品上的点同荧光屏上的像素一一对应，从而在荧光屏上复现样品的形貌；二是控制电子束在样品上扫描区域的大小进而控制扫描电镜的放大倍数。因而，扫描电镜的放大倍数等于荧光屏成像尺寸与电子束在样品上扫描区域的尺寸比，即

放大倍数（M）=荧光屏尺寸/样品上电子探针扫描尺寸

因为荧光屏的尺寸是固定的，所以，扫描波发生器可以通过控制电子束在样品上的扫描区域大小，进而控制扫描电镜的放大倍数。

三、信号检测系统（signal detection system）

二次电子是扫描电镜使用的最主要的表征样品特征的信号，因此，二次电子检测器是扫描电镜最基本的检测器。扫描电镜收集信号和显示图像质量的好坏，在很大程度上取决于二次电子检测系统。

二次电子检测系统由收集体、闪烁体、光电倍增管、视频放大器等结构组成。入射电子束与样品作用后，使组成样品的原子中的电子逸出样品表面。这种逸出的二次电子能量很低。收集体的作用就是收集二次电子，并使样品表面向各个方向逸出的二次电子沿着曲线加速飞向闪烁体。闪烁体是一个涂有荧光粉的玻璃片或塑料片，上面覆有铝薄层，二次电子经铝薄层上的正电压加速后，穿过铝层，直接轰击荧光粉，使荧光粉发光，将二次电子转变为光信号。这个微弱的荧光再经过光导管传送到镜筒外边的光电倍增管上，光电倍增管再将光信号转变为电信号，送到视频放大器将电信号放大，最终在显示器荧光屏上以亮度显示。

四、信号显示记录系统（signal display and recording system）

由二次电子检测器输出的电信号，经放大输送到显像管的栅极上。这个信号的强弱控制着荧光屏的亮度。因为显像管中电子束在荧光屏上的扫描与电子束在样品上的扫描是严格同步的，所以荧光屏上某一微小区域是同样品上某一微小区域完全对应的。同时，荧光屏上的微区亮度比例与二次电子产率一致，因而荧光屏上的亮度分布完全再现了样品的表面形貌。

早期的扫描电镜使用模拟信号，直接在显像管上显示图像，用照相机拍照。现在的扫描电镜，多采用计算机技术，使用数字信号显示、处理和存储图像。

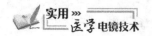
第二节　扫描电子显微镜的成像原理

当入射电子作用于样品时，可产生二次电子、背散射电子、X射线等信号。在观察生物医学样品时，扫描电镜最常用的信号是二次电子。入射电子与样品表面相互作用，导致二次电子产率不同，闪烁体将不同产率的二次电子转换成不同亮度的光，光电倍增管又将不同亮度的光转换成强弱不等的视频电信号，经过视频放大器放大，通过显像管将放大的强弱不等的视频信号转换成光亮度不同的图像，从而形成二次电子像。在二次电子像的形成过程中，决定最终图像反差的主要因素是二次电子产率。

影响二次电子产率的因素主要有以下几种。

（1）电子束与样品法线之间夹角的大小：电子束入射方向和样品表面法线间的夹角，简称入射角θ。根据理论计算，二次电子产率与$\cos\theta$成反比，也就是入射角θ越大，二次电子的产率越高。其原因可能是当入射角θ增大时，入射电子与样品近表面相互作用的概率增加，从而被激发出的样品中的二次电子数量也会增多；此外，也可能是由于垂直于样品表面方向逸出的二次电子经过的路径短，不容易被吸收，所以逸出表面的二次电子的数量也就越多。当入射电子束的方向固定时，由于样品表面凹凸不平，它们的法线夹角也就不一样，这就使得入射角θ也不同。

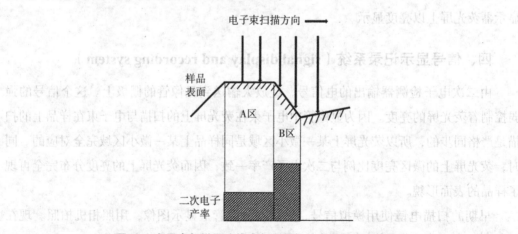

图3-2　电子束与样品法线夹角大小与二次电子产率的关系

如图3-2所示，在较为平坦的A区，入射角θ小，二次电子产率低，相应的亮度较暗；而在较为倾斜的B区，入射角θ大，二次电子产率高，相应的亮度较亮。上述情况通常是在导电的、样品物质成分较为均一的情况下获得的二次电子表面形貌像。但是大多数生物医学样品是不导电的，因此，产生的二次电子数量不足以形成有意义的图像。

（2）组成样品的元素种类：二次电子的产率与样品所含元素有关，原子序数越高，二次电子产率越高。当加速电压保持不变时，对含有不同物质成分的样品来说，其产生的二次电子像，不仅含有样品表面的形貌信息，还叠加了原子序数信息。

（3）样品本身的电场和磁场：导电性能好，正电压区，二次电子产率高。某些样品有电压分布，如晶体管和集成电路表面。正电压区域阻止二次电子发射，荧光屏形成暗区；负电压区域促进二次电子发射，荧光屏形成亮区。

第三节　扫描电子显微镜的基本操作

目前，扫描电镜的操作多由计算机控制，使用者只需按照仪器的操作程序进行操作即可。

1. 启动电镜：对于非台式扫描电镜，建议24 h开机，保持电镜的高真空状态，使其维持稳定性能。

2. 安装样品：先将样品做好标记，置于样品台上，再送入样品室。

3. 设定观察条件

（1）加速电压：入射电子的能量取决于加速电压，扫描电镜的加速电压范围多在0.2～30 kV。选择较高的加速电压，有利于提高分辨率，减少样品污染和外界干扰。但是加速电压过高容易造成样品表面微细组织结构缺失，边缘效应加大，样品容易损伤，引起放电现象。对于生物医学样品，应该尽量选择低加速电压：在3万倍以下，多用15～20 kV；在1万倍以下，多用15 kV；在几千倍时，可以选用5～10 kV的加速电压。

（2）电子束流的选择：单从分辨率考虑，电子束流越小越好。电子束流小，电子束口径细，分辨率高。但是电子束流太小，二次电子的产率也减少，噪声增大，图像质量下降。但电子束流也不宜过大，太大不仅降低分辨率，而且容易造成样品的污染和损伤。对于生物样品，在低倍时选用10^{-11}～10^{-10}A，在高倍时选用10^{-12}～10^{-11}A。

（3）调整物镜光阑：物镜光阑与光轴是否对中，直接影响着分辨率和图像的漂移。物镜光阑的对称性和清洁度关系着像散的大小和方向。较小孔径的光阑有利于提高分辨率和增加景深；较大孔径的光阑有利于较大的束电流的利用。观察二次电子图像时，多选用较小孔径的光阑。

（4）工作距离：工作距离是指样品到物镜极靴之间的距离，表示的是样品距离物镜的长度。工作距离越短，分辨率越高，景深越小；工作距离越大，分辨率越低，景深越长。需要根据实际观察的样品来选择工作距离。

4. 观察图像：先在低倍状态下粗略检查样品的好坏，通过调整和控制样品台的方向选择所需的视野，确定放大倍数。放大倍数取决于电子束在样品上的扫描面积。

5. 对图像进行聚焦和消像散，获得清晰的二次电子图像。

6. 调节图像的亮度和衬度，增加图像的立体感，使图像更加清晰，并突出样品观察的重点结构。

7. 照相，保存图像。

8. 关机。

按照扫描电镜操作步骤进行操作比较容易掌握，但是要想获得高质量的图像，还需要选择最佳的工作条件以及掌握熟练的操作技巧。

小　结

扫描电子显微镜，简称扫描电镜，是利用扫描式电子束和二次电子成像，显示样品表面形貌的电镜。与透射电镜相比，扫描电镜主要有以下特点：用于观察组织细胞表面形貌；景深长，立体感强；放大范围广；样品室较大，对样品没有严格的要求，可观察块状样品；样品制备过程简单；样品受损伤和污染小。

扫描电镜是由电子光学系统、扫描系统、信号检测系统、信号显示记录系统、真空系统和电路系统构成，其中，扫描系统是扫描电镜的特殊部件。

扫描电镜利用二次电子进行成像，其反差是由样品中二次电子产率决定的，二次电子的产率又与电子束与样品法线之间夹角的大小、组成样品的元素种类以及样品本身的电场和磁场有关。

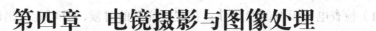

第四章 电镜摄影与图像处理

电镜摄影与图像处理是电镜工作的最后一道程序，但是最后并不意味着不重要，相反，它是提供科学研究成果的主要科学依据，更是衡量电镜室工作水平的重要标志。因此，做好电镜摄影和图像处理工作是十分重要的。

第一节 电镜摄影技术

一、电镜摄影前的准备工作

在进行电镜摄影前，需要做好相应的准备工作。

（1）调试电镜使其处于最佳的工作状态：一般由电镜室的工作人员对电镜进行调试，调试内容包括清除镜筒、样品台以及光阑的污染；调节灯丝的饱和点；照明度对中；消除像散；达到所需真空度等。

（2）选择理想的电镜样品：要想拍摄出好的电镜照片，就必须要有好的电镜样品做支撑。对于透射电镜样品而言，超薄切片的厚度一定要均匀、无颤痕、无刀痕、无铅铀染色污染、反差适当。对于扫描电镜样品则要求其表面必须要清洗干净，经过脱水、干燥及镀膜处理后达到最佳状态。

二、透射电镜的照相程序

（1）选择视野，确定放大倍数：根据不同的实验目的选择合适的视野，采取先低倍、后高倍的原则，将所选择的视野放在取景器的中心位置。一定要根据实验观察的目的及具体内容选择放大倍数，切忌盲目追求较高的放大倍数。观察细胞一般选择3 000 ~ 10 000倍；观察细胞内细胞器及病毒多选择10 000 ~ 100 000为宜，而观察生物大分子多选择100 000以上。

（2）调整物镜光阑：根据样品的反差强弱来调整物镜光阑孔径的大小。样品反差弱，选择孔径较小的光阑；样品反差强，选择孔径较大的光阑。

（3）聚焦：聚焦的目的是使图像的结构更加清晰。可采用肉眼聚焦法、摇摆聚焦法和系列拍照法。聚焦时，通常把放大倍数放在高于实际拍照的倍数下进行，通过调节细聚焦旋钮将图像调节清楚，再调回实际拍照倍数进行拍摄会得到更加清晰的图像。

（4）检查电镜图像的稳定性：在观察样品的时候，有可能会出现图像漂移的现象。漂移是指样品结构呈现持续性、缓慢和单方向的移动。通常采取定点、定结构观察30 s，确定图像无漂移时再照相。如果在图像漂移时照相会导致图像结构模糊不清。引起漂移的原因有很多，通常包括样品台的移动、支持膜过薄或厚薄不均、支持膜与铜网脱离、支持膜破裂、切片破裂、观察结构位于切片的边缘处、切片有污染等。

（5）选择最佳曝光亮度，自动或手动调节。

（6）获取图像，点击进行照相。现在电镜多为CCD相机拍照，几乎均为自动调试，个别图像进行微调即可。

三、扫描电镜的照相程序

1. 设定工作条件

（1）加速电压的选择：加速电压的选择既取决于样品的性质，又与图像的反差和放大倍数等因素有关。进行高倍观察时，选用较高的加速电压，有利于提高分辨率。进行低倍观察时，选用较低的加速电压，有利于得到层次丰富、反差适当的图像。对于生物医学样品，应该尽量选择低加速电压，多用10～20 kV。

（2）聚光镜电流的选择：在满足亮度和衬度的前提下，尽可能地加大聚光镜电流，以获得较高的分辨率和较大的景深范围。在低倍观察时，则要在图像层次丰富的前提下，将聚光镜电流调小。

（3）物镜光阑孔径的选择：对于表面结构复杂、粗糙的样品，建议选用孔径小的光阑，以便获得较大的景深，将复杂粗糙的结构表面显示出来。在低倍观察时，要求选用较大孔径的光阑，以便增加信号强度和视野，减少噪声干扰。

2. 选择视野、确定放大倍数，原则和做法参照透射电镜的照相程序。

3. 聚焦和消像散，获得清晰的图像。

4. 调节亮度和衬度，一般电镜可自动进行调节。

5. 照相，保存图像。

四、电镜摄影的注意事项

（1）严格遵守操作程序。

（2）摄影中要避免外界光线的干扰，一般电镜室的工作环境较暗。

（3）聚焦时，光斑亮度由暗渐亮，过亮时电子束易对样品造成损伤。

（4）选择观察视野时，要遵循两个原则，一是先低倍后高倍的原则，二是学术性与艺术性相结合的原则，做到布局合理，重点突出，构图精美。

（5）照相时，要做到"抓拍"。因为样品受热损伤后，结构可能变得模糊，所以要快速照相。如果观察到某一特殊结构，没有及时抓拍，再次寻找时会非常费时。

（6）照相时，要注意防震，防止震动对图像的干扰。

（7）照相要有记录。一是电镜室的工作人员要记录实验目的、观察日期、操作人员及电镜的工作状态等。二是课题实验人员要记录实验分组、样品编号、底片号码、放大倍数及图像内容等信息。

第二节 电荷耦合元件

电荷耦合元件（charge-coupled device, CCD）是一种半导体器件，能够把光学影像转化为数字信号，有感光和成像的作用。它具有灵敏度高、抗强光、畸变小、体积小、寿命长和抗震动等优点。CCD上植入的微小光敏物质称作像素，一块CCD上包含的像素数越多，其提供的画面分辨率就越高。CCD的像素和尺寸是其性能的重要指标。现在的电镜都配备有CCD相机，通过CCD图像传感器将光学信号转换为数字电信号，实现图像的获取、存储、传输、处理和复现。CCD相机的应用，极大地简化了过去电镜摄影后的底片冲洗、照片放大等图像处理程序。观察结束后，研究人员就可以将观察结果直接拷贝带走。

一、CCD相机的安装方式

CCD相机在透射电镜上的安装方式主要有侧装式和底装式两种，两种的工作原理基本相同，只是安装位置及视野范围有所不同（如图4-1所示），可根据透射电镜使用目的的不同，选择合适的CCD相机。

（1）侧装式：CCD通常安装在电镜35 mm接口处，在这一位置可以获得较大的视野范围，比透射电镜通常用的底片还要大30%左右。所以，侧装式非常适合生物医学样品的观察及图像获取。但是侧装式CCD相机因为受到电镜球差的影响，图像的边缘会发生扭曲，特别是在对图像进行蒙太奇拼接时容易发生错误。

（2）底装式：CCD通常安装在电镜荧光屏的下方底部接口处，在这一位置获得的视野范围较小，仅有透射电镜用的底片面积视野范围的10%左右，但是分辨率较高，可

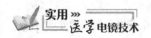

以获得较为理想的图像。因此，底装式比较适合于材料科学样品的观察及图像获取。

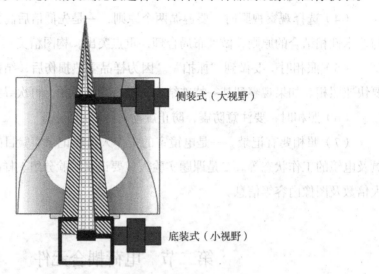

侧装式（大视野）

底装式（小视野）

图4-1　CCD相机的安装位置及视野范围

二、CCD相机的耦合方式

目前，电镜用的CCD相机主要有两种耦合方式，分别为透镜耦合和光纤耦合。

（1）透镜耦合：透过两组磁棱镜进行光子信号的传播，其传输效率只有原有信号的1% ~ 10%，传输效率非常低，反应灵敏度差，信息容易丢失。使用透镜耦合的CCD相机在获得清晰的生物医学样品图像时，需要加大电子束流，这样很容易损坏生物医学样品的原始形貌，破坏样品内部信息，所获得的图像反差较弱，不能反映样品的真实情况。

（2）光纤耦合：采用光纤进行光子信号的传送，传输效率达到原有信号的50% ~ 60%，其传输效率高，具有高感度，反差较好，能够快速地捕获样品原始形貌信息，非常适合拍摄生物样品。但是，由于光纤组件的质量要求较高，一根光纤的损坏就会带来一个坏点，影响成像质量。

三、CCD相机的优点

（1）HCR™技术：光子在传播过程中，由于点扩散函数（PSF）的影响，光子信号会发生扩散，所以要保证像素的分辨率，必须保证光子信号的扩散面积和像素尺寸相匹配，才能达到真实的分辨率。假如像素尺寸小于扩散面积就会产生空像素，从而大大降低分辨率。HCR™技术在保证1∶1单像素分辨率的同时，将闪烁器、光纤及CCD感应器一体化，从而最大程度上减小了点扩散函数过度效应的产生，减小扩散面积，提高图像分辨率。

（2）低剂量电子束观测：生物样品不能承受强电子束的照射，容易发生相变或者损伤。但是，当用低剂量的电子束观察样品时，荧光屏或者电脑屏幕会变暗，甚至看不到样品的信息。而CCD相机具备低剂量测量的功能，即便使用低剂量电子束照射样品时，也能够在电脑屏幕上得到清晰且明亮的样品图像，从而减少了电子束对样品的损伤。

（3）高图像动态范围：图像动态范围决定图像色调的真实及柔和。动态范围的差异会在视觉上造成很大的差别。例如，1-Bit表示图像点不是黑就是白，Bit数越高，灰阶就越多，图像也更好更细腻。CCD相机具有14-Bit的动态范围，从而保证能获得高质量的图像。

（4）记录原位动态实验结果：CCD相机具有较高的读取速率（30幅/s），能够记录原位动态实验结果，结合数字化流动影像软件，能够实时记录样品的变化情况，并制作多媒体文件，通过普通媒体播放软件进行播放，非常适合学术研究报告以及教学应用展示。

（5）强大的软件功能：CCD相机的Digital Micrograph（DM）软件，可以对透射电镜图像进行拍摄、处理、分析；可进行图像的背底消除、刀痕消除、快速傅立叶变化、图像锐化、颗粒度分析等。具有独特的图像存储格式，可保留所有与CCD相机有关的参数，如图像的曝光时间、处理模式、电镜的放大倍数、样品名称，以及操作者名称等。该软件能够在其他计算机上离线操作，从而大大减少操作者的工作量，而研究人员可以根据各自需要进行图像的处理。

（6）机头可伸缩式保护：CCD的闪烁器、光纤及感应器等集成的机头为可伸缩式设计。在不使用CCD时，机头缩入到真空保护腔室中，避免闪烁器等被电镜中的脏东西污染及损坏，有效地延长了CCD的使用寿命。

第三节　电镜图像处理

针对不同的目的，可能需要对拍摄好的电镜照片进行不同的处理，如局部放大、加上注释等。这些都属于电镜图像处理的内容。

一、照片放大倍数的计算

电镜照片上都标注有标尺，如果想知道照片的放大倍数，只需要测量出标尺本身的实际长度，然后除以标尺单位，即可得出照片的放大倍数。

放大倍数=标尺线段长度/标尺单位

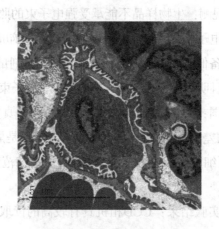

图4-2 肾小球

照片上标尺线段长度为5.5 cm，标尺单位bar为5 μm

照片放大倍数=标尺线段长度/标尺单位=5.5 cm/5 μm=11 000倍

二、照片的处理

在论文发表或结果报告时，研究人员需要根据结果的描述，对电镜照片进行后期的处理，例如，在图片上用数字或字母标注图片的序号；用箭头、字母、方框等对某些结构进行指示（如图4-3所示），以便读者更清楚地了解实验结果。

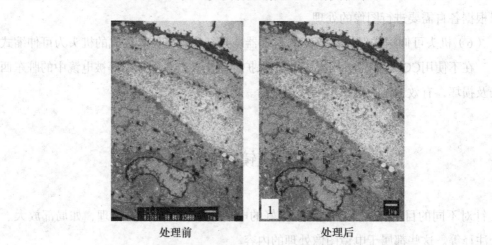

处理前   处理后

图4-3 电镜照片处理前后的对比

小　结

电镜摄影与图像处理是电镜工作的最后一道程序，其质量的好坏是衡量科研成果水平以及电镜室工作水平的重要标志。

在进行电镜摄影时，一定要让电镜处于最佳工作状态，同时制备出理想的电镜观察样品，操作人员要具有熟练的技术、敏锐的观察力、独特的艺术视角，才能够拍摄出学术性与艺术性相结合的完美照片。

CCD相机主要有侧装式和底装式两种，侧装式可获得较大的视野范围，适合生物医学样品的观察及图像获取；底装式获得的视野范围小，但是分辨率高，适合于材料科学样品的观察及图像获取。

电镜照片的放大倍数=标尺线段长度/标尺单位。

第二篇
电镜生物样品制备技术

透射电子显微镜和扫描电子显微镜是在生物医学研究中最常应用的两种类型的电镜。电镜的生物样品制备技术也因此分为透射电镜生物样品制备技术和扫描电镜生物样品制备技术。透射电镜的生物样品制备技术又分为基本制备技术和特殊制备技术。基本制备技术就是超薄切片技术和负染色技术。特殊制备技术包括电镜免疫细胞化学技术、电镜酶细胞化学技术、电镜核酸原位杂交技术以及电镜X射线微区分析技术等。样品制备技术是电子显微镜技术的重要组成部分，其水平的高低直接影响了电镜观察的图像质量及结果分析。

第五章　透射电镜生物样品的基本制备技术

第一节　超薄切片技术

切片技术是生物医学形态学观察的重要手段之一，在显微镜下观察不透明的物体时，需要将其切成薄片，才有可能观察到它们的内部结构。由于透射电镜电子束的穿透能力很弱，大多数样品无法在电镜下直接观察，必须把样品切成厚度低于100 nm的切片才能进行观察，因此，我们把这种技术称为超薄切片技术（ultramicrotomy），也是人们常说的常规透射电镜样品制备技术。它是透射电镜生物样品制备技术中最常见、最基本的技术；是其他技术方法的基础；程序长、操作复杂且精细。超薄切片技术与光镜的石蜡切片技术很相似。但由于电镜的分辨率高，所以对样品的制备技术要求更精细，过程也就更复杂。

超薄切片技术是由Pease和Baker于1948年创立，经过不断改进和完善，现在超薄切片技术主要分为六大步骤，包括取材、固定、脱水、浸透包埋、超薄切片和电子染色。超薄切片技术是一项高精度的技术性工作，每一步骤都非常重要，环环相扣，任何一个步骤出现问题都会影响到最终的电镜观察结果。操作者必须严格遵守操作规则，认真严谨地工作。

一、取材（draw materials）

取材是指从人体、动植物、细胞和微生物的培养物中选取电镜观察材料的过程。它是超薄切片技术的第一步，也是非常关键的一步。

（一）取材的原则

生物样品的种类繁多，在对活体组织进行取材时，操作者应遵循"快、准、小、轻、冷"五字原则，具体如下。

1. 快：为了尽可能地保存生物材料的微细结构，使其最大限度地接近于生活状态，减少死后变化，取材时一定要目标明确，操作迅速，务必使样品在离体1～2 min内放入固定液中。如果取材的组织器官结构比较复杂，或对缺血缺氧比较敏感，又或者一

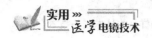

次性取材多种组织器官，在这些情况下，可以先进行灌流固定或原位固定，然后再进行取材。

2. 准：取材部位一定要准确可靠，且具有代表性。要做到取材准确并不是一件容易的事情，研究者一定要明确自己的研究目的，并具有一定的组织学和解剖学知识。如观察肾小球的超微结构，取材时就一定要取到肾皮质，若取到肾髓质是看不到肾小球结构的。同时还需要注意材料的方向性，尤其对于心肌、骨骼肌和神经组织。需要注意的是，对于病理组织要适当地多取几块，以便客观地反映组织的病变。

3. 小：所取材料体积约1 mm×1 mm×1 mm大小为宜，也可1 mm×1 mm×2 mm，长度可适当延长，但是平面面积不能超过1 mm×1 mm。如果样品体积太小，能够观察到的结构就少，会影响电镜观察结果；如果样品体积太大，由于固定液的渗透能力差，将导致样品中心部位的固定不充分，结构保存不好。

4. 轻：一般在光学显微镜下被认为可以忽略的人工损伤，在电镜下则是不容忽视的。所以在快速取材的同时，还必须做到动作轻柔，器械锋利，避免对组织的牵拉和挤压，防止组织受到机械性损伤。

5. 冷：当动物组织停止血液供应后，由于组织和细胞里的各种酶，尤其是溶酶体内的各种水解酶释放到组织内，导致自溶现象发生。所以，为了抑制酶的活性，减少组织自溶，取材时的温度最好在0~4℃，所用器械、容器及固定液均需预冷。

（二）取材的注意事项

取材作为超薄切片技术的第一步，所取样品质量的好坏对于整个超薄切片样品制备过程至关重要。所以，在取材时应注意：①若从实验动物身上取材，最好先将动物麻醉，或将动物急性处死后立即取材，然后在缓冲液中冲洗黏液或血液，立即投入固定液中。②当原位固定或灌流固定时，可待组织变硬后再取材。③培养细胞则需要离心成团后再固定，离心时间及转速以不损伤细胞形态，又使细胞成团为标准。④人体组织取材时，可穿刺取材，如肾穿刺、肝穿刺。⑤取材的组织块过大或取材温度过高均可导致取材失败。

（三）特殊生物医学样品的取材

1. 培养细胞：培养细胞经胰酶消化后，将细胞从培养瓶壁或培养皿上轻轻吹下或刮下，放入离心管内以1 000~1 500 r/min，离心5~10 min，让细胞离心成团。如果将细胞刮下，请注意只能刮一次，不能反复刮，因为反复刮取将会破坏细胞的结构，人为造成细胞的结构损伤。

培养细胞取材的注意事项：

（1）针对贴壁生长，但贴壁不牢的细胞，可以直接采取移液器吹打方式使细胞与

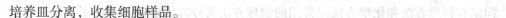

培养皿分离，收集细胞样品。

（2）针对贴壁比较牢固的培养细胞，可采用胰酶消化法，注意观察细胞变圆的时机，及时中止消化。

（3）针对需要观察培养基内细胞分泌物超微结构的培养细胞，可以不吸除培养基，直接采用刮除法将细胞从培养皿表面分离，注意沿一个方向轻轻刮除细胞，同一部位不可反复操作，操作前应多次练习，刮除细胞时最好采用橡胶刮。

（4）如果需要观察细胞间连接，可以采用胰酶与刮除联合法取材。

2. 临床手术标本：临床手术切除的标本常常是来自不同系统的器官和组织，为了使标本能够尽快得到固定，取样人员应该预先准备好固定液以及冰块。标本一经取出，应该立即选取合适的病变部位，切成小块后放入固定液中。对于某些薄膜组织，如消化道的黏膜层、角膜、视网膜等，应该尽量将薄膜组织展平并将其黏附在滤纸上，滴上固定液，待组织稍微硬化后再切成小块。

3. 穿刺标本：穿刺标本离体后，迅速放入固定液中。以肾脏穿刺标本为例，因为标本需要同时进行普通光镜、免疫荧光及电镜的检查，所以应合理分配穿刺标本，保证电镜样品中要含有1~2个肾小球结构。

4. 血液标本：在对一些血液疾病进行超微病理诊断时，需要观察血细胞的超微结构变化。将肝素、柠檬酸钠或EDTA等抗凝剂加入到抽取的静脉血中，一般抗凝剂和血液的比例为1∶9，1 000 r/min，离心10 min。离心后，离心管内会出现三层细胞，最底部红色的是红细胞，中间白色的一层为白细胞和血小板，最上面透明的为血浆。根据观察目的，用毛细吸管小心吸取所要观察的血细胞，然后再以1 000 r/min，离心10 min，获得细胞团块用于后续样品制备。

5. 肌肉标本

（1）心肌：采用改制的纤维胃镜活检钳经静脉从右心室或左心室夹取心内膜的方法。此方法较少应用。

（2）骨骼肌：可根据患者的肌电图改变、肌力改变及病变较重、压痛明显的部位来确定取材部位，常选择肱二头肌、三角肌、腓肠肌及股直肌作为取材对象。皮下局麻后，在肌束的近端和远端交替切取肌肉，尽量纵向切取，也可针刺活检取材。

二、固定（fixation）

固定的目的在于尽可能保存组织和细胞在生活状态下的结构，使细胞内的各种成分固定下来，避免在以后的冲洗和脱水等步骤中溶解和流失，防止细胞内酶活性造成的细胞自溶，防止外界微生物侵入繁殖而产生腐败致使细胞的超微结构遭受破坏。

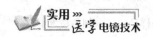

固定有物理方法和化学方法。常用的物理方法为冷冻固定法和干燥法。化学方法包括浸泡固定法、原位固定法和灌流固定法。化学固定法是使用化学试剂，也就是我们常说的固定剂（fixing agent）与结构成分的蛋白质交联，在原位形成不溶物的方法，是固定时最常应用的方法。

（一）常用固定剂

理想的固定剂应具备如下条件：①能迅速、均匀地渗入组织细胞内部，稳定细胞内的结构成分。②能立即杀死细胞，尽可能保持细胞的微细结构，减少死后变化。③保存一定的酶活性，用于细胞化学检测。④细胞无收缩和膨胀现象，保持结构的生活状态。⑤无人工假象和变形，保证电镜图像的真实性。化学试剂的固定过程不可能不对细胞结构产生影响，因此，"完美无缺"的固定剂其实是不存在的，我们只能尽可能地达到理想状态。

1. 醛类固定剂

醛类固定剂中最常应用的是戊二醛和多聚甲醛。

（1）戊二醛（glutaraldehyde，GA，$C_5H_8O_2$）

戊二醛是生物电镜样品制备中最常用的固定剂之一，戊二醛的沸点73～75℃，吸收光谱为280 nm。戊二醛固定液多为25%或50%的水溶液，无色透明，pH 4.0～5.0，使用时，需要用缓冲液将其配制成浓度为2%～4%的水溶液。为了防止戊二醛聚合和酸化，一定要避光、密封、4℃保存。

戊二醛作为生物样品的固定剂具有以下优点：①对于组织的渗透能力强，对于某些疏松组织的渗透可超过1 mm/h。②能够较好地保存蛋白质、碳水化合物的结构及酶的活性。③固定时间长，组织细胞可在4℃下保存较长时间而不丢失太多微细结构。

戊二醛作为生物样品固定剂的缺点：①没有电子染色的作用。单独使用后，生物样品的反差不好。②对脂类没有固定作用。经戊二醛单独固定的组织经有机溶剂脱水后，大量脂质被抽提而丢失，线粒体、内质网等细胞器的膜结构丢失明显。戊二醛不适合单独作为固定剂使用。③固定后样品要充分冲洗，否则戊二醛将会和锇酸发生反应，产生细小的电子致密的还原锇沉淀污染样品，进而影响结果观察。④戊二醛固定液不影响细胞的渗透性，因此，对缓冲液的渗透压要求较高。

（2）多聚甲醛（paraformaldehyde）

多聚甲醛为白色粉末，其使用浓度为4%。将多聚甲醛用于样品的预固定，可获得和戊二醛类似的固定效果。

多聚甲醛固定液的优点在于对组织的渗透力强，保存组织细胞内的抗原性物质的效果优于戊二醛，多用于免疫电镜技术中。

多聚甲醛固定液的缺点在于高浓度时可使细胞结构流失，保存组织细胞微细结构的能力较戊二醛差，多不单独使用。

2. 四氧化锇（osmium tetroxide，OsO_4）

四氧化锇，也称锇酸，是一种淡黄色块状结晶体，具有强烈的刺激气味、易挥发、有毒性，能烧伤皮肤，对眼睛、口腔、鼻黏膜有强烈的刺激作用。商品化的锇酸分装在0.5 g或1 g的安瓿内，其水溶液呈中性、无色。锇酸常用的使用浓度为1%，使用温度为4℃。

锇酸作为生物电镜样品制备中使用最广泛的固定剂，具有以下优点：①对蛋白质和脂类有较好的固定作用。它能与蛋白质发生交联而使蛋白质分子固定，能与不饱和脂肪酸发生反应，形成脂肪-锇复合物，从而固定脂肪酸，是目前最好的保存脂质的固定剂。②虽然锇酸对碳水化合物和核酸的保护较差，但是对磷酸脂蛋白和核蛋白的保护很好，而碳水化合物和核酸都可与蛋白质结合，因此，锇酸几乎能和所有的细胞成分结合。③锇酸作为一种重金属元素，其散射电子的能力强，能使被固定的组织产生明显的反差，起到电子染色的辅助作用。④可避免生物样品块收缩或膨胀。

当然锇酸也有它的缺点：①分子量大，扩散速度慢，因此穿透能力差，大于1 mm³的组织块不能得到较好的固定。②对碳水化合物和酶的固定效果不好。③锇酸的固定时间在2 h左右为宜，若固定时间过长，会引起一些脂蛋白复合体的溶解，从而使组织变脆而给切片带来困难。④有强烈的刺激性气味，对角膜、鼻黏膜等黏膜具有毒性作用。⑤可与乙醇或醛类发生反应而生成沉淀，因此，锇酸固定的样品必须经缓冲液彻底清洗后才能进入到乙醇或丙酮溶液中脱水。

锇酸的配制：将锇酸安瓿放在清洗液中浸泡，然后双蒸水冲洗干净，将锇酸安瓿直接放入盛有磷酸缓冲液的棕色瓶中，用玻璃棒将安瓿捣碎，让结晶的锇酸和液体接触，一般需数日后方能全部溶解。锇酸的存储浓度为2%，需要放到-20℃进行保存。使用浓度为1%，使用温度为4℃。

3. 缓冲液（buffer solution）

缓冲液常用于配制固定液和进行漂洗。缓冲液的目的是把固定液的pH和渗透压维持在生理值上，以阻止由于渗透压效应而引起的组织收缩或膨胀损伤。目前，常用的缓冲液有磷酸盐缓冲液（phosphate buffer）和二甲砷酸盐缓冲液（dimethylarsenate buffer）。

（1）磷酸盐缓冲液

由于磷酸盐缓冲液没有毒性，缓冲效果好，因而较为常用。在缓冲液中放入适量的蔗糖、葡萄糖或氯化钠，可调节渗透压，提高固定效果。新鲜配制的缓冲液应存放在

4℃备用。如果缓冲液中出现絮状物，就需要重新进行配制。

磷酸盐缓冲液有多种配方，只要渗透压相同，效果基本一致。根据实验目的不同，可选择不同渗透压的磷酸盐缓冲液，其中最常用的是0.1 mol/L NaH_2PO_4与Na_2HPO_4的混合液，可任意调整pH和渗透压。其pH极少随温度变化，在不加非离子成分时，4℃下可稳定数周。不同pH的磷酸盐缓冲液配制详见表5-1。

0.2 mol/L Na_2HPO_4溶液配制

	$Na_2HPO_4 \cdot 2H_2O$	35.61 g
或	$Na_2HPO_4 \cdot 7H_2O$	53.65 g
或	$Na_2HPO_4 \cdot 12H_2O$	71.64 g
	加蒸馏水至	1 000 mL

0.2 mol/L NaH_2PO_4溶液配制

	$NaH_2PO_4 \cdot H_2O$	27.60 g
或	$NaH_2PO_4 \cdot 2H_2O$	31.21 g
	加蒸馏水至	1 000 mL

表5-1 不同pH 0.2 mol/L磷酸盐缓冲液配制

pH	0.2 mol/L Na_2HPO_4（mL）	0.2 mol/L NaH_2PO_4（mL）
5.8	4	46
6.0	6.15	43.85
6.2	9.25	40.75
6.4	13.25	36.75
6.6	13.75	31.25
6.8	24.5	25.5
7.0	30.5	19.5
7.2	36	14
7.4	40.5	9.5
7.6	43.5	6.5
7.8	45.75	4.25
8.0	47.35	2.65

如配制成0.1 mol/L磷酸盐缓冲液，则按上述比例用蒸馏水稀释成100 mL即可。

（2）二甲砷酸盐缓冲液

1963年，Sabatini等首次提出二甲砷酸盐缓冲液可用于电镜技术中。该缓冲液的优点是容易制备，便于长期保存，不利于微生物生长。但是由于其内含有砷，而砷是有毒的，故操作时应在通风橱中进行，常用于电镜细胞化学研究中。

（二）常用的固定方法

1. 戊二醛-锇酸双重固定法

1962年，Sabatini等人试用多种醛类作为固定剂，发现如果组织先用一种醛类，特别是用戊二醛进行预固定，然后再用锇酸进行后固定，则细胞结构保存要比锇酸单独固定效果好。后来人们发现，戊二醛和锇酸的双重固定法充分发挥了戊二醛和锇酸各自的优点，弥补了二者在固定效果上的不足，有利于保护生物样品的微细结构，适用于大多数动植物组织，至今仍被广泛采用，其具体操作步骤如下。

（1）前固定：将取材的样品放入2%~4%戊二醛中，4℃，固定2~4 h或更长时间，有时甚至可长达数周。

（2）漂洗：固定后，用配制固定液的缓冲液在4℃下冲洗2~4 h，中间换液3次，目的是将醛类固定液彻底冲洗干净，避免其与锇酸发生反应，产生锇黑沉淀，影响制样效果。如果样品在戊二醛中固定的时间过长，漂洗时间也应相应延长。

（3）后固定：样品经缓冲液反复冲洗后，放入1%锇酸中，4℃，固定1.5~2 h。如果样品为培养细胞，固定时间可适当缩短。结构致密的样品，固定时间要适当延长。一定要注意，锇酸固定时间较长时，容易引起组织变脆，给切片带来困难。样品经锇酸固定后呈现褐色或黑色，后固定结束后，也要用缓冲液进行充分漂洗。

2. 原位固定法

此方法多用于解剖关系比较复杂或对缺氧比较敏感的组织，可以避免因取材而造成的组织缺氧或组织自溶。优点是可以保证器官的血液供给，避免缺血造成的损伤。缺点是浸透效果不好，故不常用。具体的操作是在动物麻醉保持血液供应的前提下，边解剖边将固定液滴到将要取材的组织上，直至组织达到适当的硬度为宜，切取所需组织并作常规双重固定。

3. 灌流固定法

大多数组织采用戊二醛-锇酸双重固定法均可获得满意的固定效果，但是对于那些对缺血、缺氧比较敏感，死后变化快的组织器官，如脑、脊髓等很难取得好的固定效果。对于这类组织，常常采用灌流固定法进行固定。灌流固定法就是通过血液循环途径，将固定液灌注到组织器官内，进行固定后再取材的方法。该方法不但适用于难以浸透，死后变化快的组织和器官，如脑、脊髓等；也适用于所取组织的种类较多以及解剖关系比较复杂、难以渗透的组织器官。

优点是浸透效果好，能很好地保存组织细胞的微细结构。缺点是进行灌流固定的

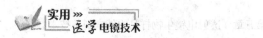

动物不能用于别的实验研究。

灌流固定法的具体操作如下：将固定液注入特制的带有针头和皮管的容器内，然后选择到达所要取材器官的最短的循环途径，将固定液灌注到动物的相应部位。待被灌注的组织适度硬化后，再细致解剖取材，并作常规戊二醛-锇酸双重固定。

灌流固定结果的判定（以大鼠为例）：灌流开始，动物发生全身性痉挛，而后眼球由红色变为黄色，颈部开始硬化，表明固定液已经遍布全身，最后打开颅骨时，大脑表面几乎看不到带血液的血管，而变成统一的黄色。以上现象的出现都标志着灌流固定成功。

灌流固定分为全身灌流固定和器官灌流固定。全身灌流固定适用于小动物，而器官灌流固定则适用于大动物。灌流固定所用的固定液为戊二醛或多聚甲醛-戊二醛混合液，溶液的浓度与常规固定液相同。

三、脱水（dehydration）

生物样品经过固定后，需要用一种既能与水，又能与包埋剂相溶的液体来取代样品中的水分，这个过程就是脱水。脱水就是指将组织内部游离的水分脱净的过程。由于现在常用的包埋剂大都是非水溶性树脂，它们大多不能与水互溶，因此，只有将生物样品中的游离水分除去，才能保证包埋剂完全渗透到组织内部。另外，含有水分的生物样品进入到高真空的电镜中，样品会在高温下急剧收缩并释放出水蒸气，造成电镜高真空的破坏和镜筒的污染。

（一）常用脱水剂（dehydrating agents）

一般常用的脱水剂有乙醇（ethanol）和丙酮（acetone）。乙醇脱水时，组织收缩较小，但与包埋剂的互溶性差。并且包埋剂经聚合后，样品所在部分较软，不易制备理想的超薄切片，细胞的超微结构保存也不够理想。如果用乙醇脱水，最好用环氧丙烷作为中间溶剂进行过渡。丙酮脱水可溶解组织中的脂类物质，与包埋剂互溶性好，不必使用环氧丙烷等中间溶剂过渡，但容易使组织变脆。目前有三种脱水方式，分别为乙醇梯度脱水、乙醇-丙酮联合脱水以及丙酮梯度脱水。

（二）脱水过程

为了防止急骤脱水引起样品猛烈收缩，导致样品结构的破坏，通常采用从低浓度至高浓度逐级系列脱水的方法。一般从50%的浓度开始，逐渐增加直至浓度达到100%。下面以乙醇-丙酮联合脱水方式为例：

50% 乙醇 4℃   10～15 min

70% 乙醇 4℃   10～15 min或过夜

80% 乙醇 室温	10～15 min
90% 乙醇 室温	10～15 min
95% 乙醇 室温	10～15 min
95%乙醇：95%丙酮（1：1）室温	10～15 min
95%丙酮 室温	10～15 min
100%丙酮 室温	40 min 中间换一次

（三）注意事项

1. 脱水时间的选择：可以根据样品的质地适当调整脱水时间。对于疏松的组织，脱水时间应该适当缩短，控制在5 min左右；对于较致密的组织，可适当延长脱水时间。培养细胞的离心团块如果过于密实，也应按致密组织对待，脱水时间要适当延长。但是脱水时间也并不是越长越好，因为脱水时间的延长会造成细胞成分的抽提。

2. 如果在实际操作中，不能在当天完成后续的浸透包埋过程，可将样品放在70%的脱水剂中，4℃保存过夜。

3. 100%的乙醇或丙酮应该确保无水，一般可加入烘干的无水硫酸钠或无水硫酸铜进行吸水处理。在更换无水乙醇或无水丙酮时，动作要迅速，不能在空气中停留太长时间，否则会造成样品干燥，使包埋剂难以浸透。

4. 脱水要充分，脱水不完全会导致渗透不完全，造成切片困难。

四、浸透与包埋（infiltration and embedding）

浸透是在组织脱水后进行的，其目的是使包埋剂逐渐取代脱水剂渗透到组织细胞中。浸透充分，可以使包埋剂完全填充到组织细胞内部，否则将会造成人为损伤。浸透时间的长短与包埋剂的种类、组织的类型及大小均有关系。如果包埋剂黏稠度大，组织块体积又大，那么浸透时间要长一些，反之时间可以缩短。

浸透的过程如下：如果使用乙醇作为脱水剂，则需要先用环氧丙烷（epoxy propane）进行过渡，目的是能与包埋剂相溶，利于包埋剂浸透。然后再放入环氧丙烷与包埋剂1：1混合液中60 min，再放入纯包埋剂中3 h，然后进行包埋。如果使用丙酮作为脱水剂，脱水后可直接将样品放入丙酮与包埋剂1：1混合液中，再放入纯包埋剂中，然后进行包埋。

包埋的目的是将浸透好的样品块放入充满包埋剂的模具中，经高温聚合或紫外线照射后使其成为坚硬的包埋块，从而使组织具有一定的硬度、弹性和韧性，能够承受切片时的各种压力，以便制备超薄切片。因此，选择合适的包埋剂十分重要。理想的包埋剂应具备如下特点：①黏度低，易于渗入组织细胞中；②聚合均匀，样品体积变化小；

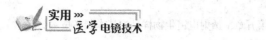

③容易进行超薄切片，耐受电子束轰击；④高放大倍数下，不显示包埋剂本身的任何结构；⑤毒性低，操作简单，价格便宜。目前可用于包埋的包埋剂种类较多，如环氧树脂（epoxy resin）、低黏度包埋剂Spurr等。要想使包埋剂尽快变成具有适当硬度的固体，还需与硬化剂、增塑剂和加速剂按一定比例混合，然后在一定温度下聚合成固体。

（一）常用的包埋剂

1. 环氧树脂：目前生物样品电镜包埋常用的包埋剂。主要有环氧树脂Epon812和环氧树脂618两种。环氧树脂Epon812渗入组织容易，对细胞结构保存好。缺点是包埋剂的软硬度需要随季节改变，配方较为复杂；由于包埋块会吸收空气中的水分，潮解变软，所以包埋块贮存一段时间后再切片，常出现平行的波纹状皱纹，其方向与刀痕垂直。环氧树脂618的优点是聚合时体积收缩小，对样品聚合损伤小。缺点是包埋块脆性大，切片困难。

常用的环氧树脂包埋剂配方如下：

（1）Epon 812包埋剂配方

Epon 812		5 mL
DDSA（十二烷基琥珀酸酐）	硬化剂	1.5 mL
MNA（甲基内次甲基二甲酸酐）	增塑剂	4 mL
DMP-30（2,4,6-三（二甲氨基甲基）苯酚）	加速剂	0.15 mL

（2）环氧树脂618包埋剂配方

618树脂		5 mL
DDSA（十二烷基琥珀酸酐）	硬化剂	5 mL
DBP（苯二甲酸二丁酯）	增塑剂	0.3 mL
DMP-30（2,4,6-三（二甲氨基甲基）苯酚）	加速剂	0.1 mL

可以根据季节温度变化改变硬化剂含量，以此来调整包埋剂的硬度。

2. 低黏度包埋剂（Spurr）：一种低黏度的树脂，能较好地渗入组织块内部，对组织结构保存好，广泛用于动植物材料，特别对较致密的组织，切片透明度好，电子束照射下稳定性好，是一种理想的包埋剂。

3. 水溶性包埋剂：由于此包埋剂能溶于水，可在较低温度的紫外线照射下进行聚合，避免了高温聚合引起的抗原活性破坏，是进行电镜细胞化学和免疫电镜技术的理想包埋剂。

4. 邻苯二甲酸二丙烯酯：保存结构差，易挥发污染电镜，聚合后组织收缩较重，目前不常用。

（二）包埋方法

1. 常规包埋法：将样品放入包埋板（见图5-1）或胶囊中进行。包埋前先将包埋板或胶囊烘干，用牙签挑起样品块，放到包埋板或胶囊的顶端，放好标签，充填满包埋剂。分别在35 ℃、45 ℃、60 ℃下各聚合12 h，使包埋剂变硬。

2. 倒扣包埋法：当观察的样品小而薄时，不易放在包埋板或胶囊中，可以采取倒扣包埋法进行包埋。可将盛满包埋剂的胶囊倒扣在样品上进行包埋；将样品放在载玻片上包埋，形成树脂薄片，再将薄片放在空白包埋块的顶端，使二者融为一体。这种方法适用于单层培养细胞的原位包埋、石蜡切片脱蜡后的原位包埋以及薄膜样品的包埋。

（三）包埋注意事项

1. 注意包埋时的环境湿度应该在80%以下。若湿度太大，脱水剂，特别是丙酮会重新将空气中的水分吸入样品内，阻碍包埋剂的浸透，造成切片困难。

2. 包埋时注意样品的方向及断面。

3. 包埋前将包埋用具烘干，不能含有水分，包埋后器具要及时清洗。

4. 包埋块放在干燥器内可长期保存。

5. 配包埋剂时，注意将各成分充分搅拌均匀，不要有气泡，否则会造成样品软硬度不均，发生同一张切片厚度不均的现象。

6. 包埋所用试剂易吸潮和氧化，故需密封保存。

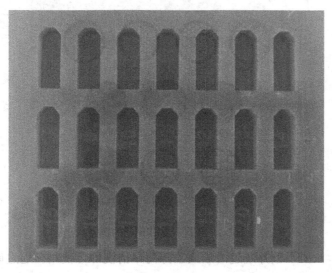

图5-1 包埋板

五、超薄切片（ultrathin section）

超薄切片的制备是整个透射电镜样品制备过程中的关键环节，需要经过多个技术

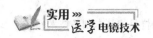

环节才能制备出用于电镜观察的超薄切片。因此，这一步骤要求操作人员具有熟练、精确的技术，能够根据组织的不同硬度采用合理的切速、刀角，并能准确地判断和排除刀痕、颤痕、空洞、皱褶、带片及切片不呈带状等问题。高质量的电镜照片来源于好的超薄切片，而超薄切片的好坏则与每个制备环节息息相关。在开始切片前要做好准备工作，包括覆膜载网、切片刀的制备、修整包埋块等。

（一）覆膜载网

覆膜载网就是在金属网上制备一层电子束可以透过的薄膜，这个薄膜，通常被称为支持膜。这种带有支持膜的金属网就相当于载玻片的作用。

1. 支持网（support network）

在光学显微镜中，石蜡切片是置于载玻片上进行观察的。在电子显微镜中，超薄切片是捞于覆有支持膜的金属网上观察的。这种金属网，我们称之为载网或支持网，是用来承接超薄切片的。对于金属载网的要求是无磁性、耐高温、价格便宜，材质一般多为铜，所以，习惯上也将载网称为铜网。铜网的直径一般多为2~3 mm，其上有网孔，我们将网孔称为目。网孔的数目可以从50目到400目不等。网孔的形状有圆形、方形或狭缝形等（见图5-2）。观察生物样品时，通常选用直径3 mm，100~200目的圆形网孔的铜网，这种网孔数目大小和间距能较好地支持和显示切片，可使70%以上的电子束通过。除了铜网外，还有镍网、金网、铂网等，一般用于免疫电镜实验。

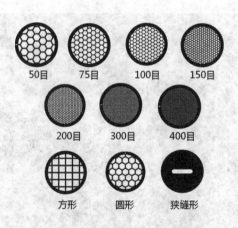

50目　75目　100目　150目

200目　300目　400目

方形　圆形　狭缝形

图5-2 不同孔数和形状的铜网

新的铜网，只要平整并经过丙酮或乙醇简单清洗即可使用。通过硫酸清洗法或超声清洗法可将使用过的旧铜网彻底清洗，重复使用。

硫酸清洗法：用载玻片将旧铜网压平，将平整的铜网放入小瓶中，倒入浓硫酸浸没铜网，摇动小瓶，可以观察到铜网逐渐被清洗干净并发出光泽，洗涤3~5 min，倒出硫酸，加入1 mol/L氢氧化钠溶液中和硫酸，作用2~3 min，倒出氢氧化钠，用蒸馏水清

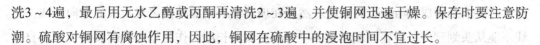

洗3～4遍，最后用无水乙醇或丙酮再清洗2～3遍，并使铜网迅速干燥。保存时要注意防潮。硫酸对铜网有腐蚀作用，因此，铜网在硫酸中的浸泡时间不宜过长。

超声清洗法：用载玻片将旧铜网压平，将平整的铜网放入盛有95%乙醇的试管或烧杯中，放在超声清洗器中清洗，以去除支持膜和切片，然后用蒸馏水清洗数次，烘干后备用。

2. 支持膜（support film）

因为铜网是有网孔的，所以必须覆上支持膜，捞取的超薄切片才能铺展在铜网上，用于电镜观察。常用的支持膜有formvar膜、火棉胶膜和碳膜。

Formvar膜具有良好的透明度与机械强度，不易被电子束击破，可用于承接超薄切片，是目前电镜制样最常采用的支持膜。该膜的主要成分为聚乙烯醇缩甲醛。制备方法如下：制备时将清洁的载玻片放在0.3%的聚乙烯醇缩甲醛溶液中静止片刻，平直取出，待自然干燥后，会看到在载玻片上有一层薄膜，用刀片沿着载玻片在膜四周划一条割痕，然后将载玻片有膜的一端与水面呈60°角缓慢插入玻璃皿的蒸馏水中，载玻片上的薄膜可以自行剥离而飘浮于水面上。再将铜网逐个排列在膜上，用镊子轻轻按压一下铜网，使其与膜紧密贴合，用滤纸轻轻覆盖于膜上，此时膜与铜网都贴于滤纸上，从水中捞起，膜面向上，待自然干燥后使用。

制膜使用的载玻片一定要光洁干净，否则薄膜不能从玻片上剥离。制膜时室内湿度应小于60%，否则湿度过大，膜上会出现微孔，影响膜的质量。如果观察悬浮液体，最好在膜上喷上一层薄的碳膜，能够经受电子束的轰击，减少样品漂浮。

（二）切片刀的制备

最早人们使用钢刀或刮胡刀片制备超薄切片，但由于刀会迅速变钝及需要不断磨刀，已经被废弃。1950年，Latta和Harman等人发现，新断裂的玻璃断面形成的刀口比钢刀更为锐利，从而开启了玻璃刀制备超薄切片的历史。玻璃刀因其价格低廉，制备方便而常用。除了玻璃刀，还有一种钻石刀。与玻璃刀相比，钻石刀质地坚硬，经久耐磨，能切出分辨率极高的切片，不用特意制备，但价格昂贵，使用时要格外小心。

玻璃刀的切割刀刃可通过把一块玻璃断裂开来而制成，但是要得到一把好刀并不容易，必须有正确的方法。制备玻璃刀应选用不含杂质的硬质玻璃，目前，大部分实验室选用的都是厚度5～6 mm，宽度30～40 mm的玻璃条。制备方法有两种，一种为手工制刀法，一种为机械制刀法。

1. 手工制刀法

将玻璃条清洗干净，擦干。然后将玻璃条按30 mm间距划线，将玻璃条的划线对准桌子边缘或在划线正下方垫以小木棒或火柴杆，在划线两侧用手按压玻璃条，将其断开，将玻璃条断成30 mm宽的方块。然后在玻璃块表面沿稍偏离对角线的方向划线，划线不能从头划到底，应在两端留出3～5 mm左右的长度，作为划痕线断裂时引起的自由裂痕，用两把平口钳在划线两侧夹住玻璃，用力外拉掰成两块约45°的刀。制备好的玻璃刀，要先经肉眼检查，刀刃略突出，刃端略弯曲，峰角小，这种是高质量的刀；刀刃和刃端都平直，有小峰角，这是通常所见的最好类型。刀刃凹陷、偏斜，或有过大的峰角，这种刀是不能用于切片的。然后在切片机上用聚光镜进行检查，好的刀刃应该是一条光滑连续的亮线。一般在玻璃刀上中左端部分的刀刃比较平直锐利，可用于超薄切片；右端的刀刃一般上翘，只能用于修块和粗切。需要注意的是，即使是最好的玻璃刀，其刀刃也是不规则的，锐度是不同的，这是手工制备玻璃刀不可避免的缺陷。

2.机械制刀法

先将玻璃条清洗干净，擦干，再用制刀机将玻璃条截成30 mm的方块，然后在玻璃方块表面沿稍偏离对角线的方向划条割线，断裂成两块约45°的刀。优点是所有划线的深度和长度都是一致的，玻璃是在可控制和可准确重复条件下被断裂开的，所以，只要机器调整得当，玻璃刀的制备成功率几乎都在90%以上。

切出的超薄切片只有飘浮在液体表面上，才能伸展便于捞取。因此，要围绕刀口处做一个水槽。水槽可以是塑料的，也可用医用胶布制成。玻璃刀要现用现制，制备好的玻璃刀在空气中易氧化变钝。

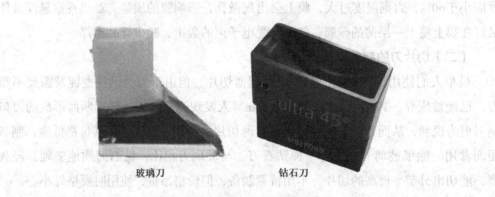

玻璃刀   钻石刀

图5-3 玻璃刀和钻石刀

（三）修整包埋块

为了切出好的切片以及连续的切片带，还需要修整包埋块，也就是修块。目的就是去除组织块周围多余的包埋介质，使包埋于其中的组织暴露在包埋块的尖端便于切片。由于有组织的区域与没有组织只有树脂的区域硬度不同，会给切片造成困难，只有经过修整将组织外的包埋介质去除，使要切片的部分硬度一致，才能够切出良好的切片。而且只有形状大小合适的样品块才容易形成理想的连续切片带。所以说，修块的好坏与超薄切片质量关系密切。通常采用手工修块，在解剖显微镜下，用锋利的刀片在水平方向以及包埋块四周去除多余的包埋介质，使包埋块头部呈立体梯形的平台。也可以采用修块机进行修块。修块机不仅可以修出标准化的包埋块，而且还可以为光学显微镜制作半薄切片。此外，还可以对感兴趣的部位进行定位切片。日常工作中，手工修块即可满足制样要求。

（四）半薄切片

由于超薄切片面积不能过大，因此，为了确定所要观察的准确部位，克服超薄切片的盲目性，提高电镜观察效果，需要制备半薄切片进行定位。切片厚度为 $0.5 \sim 1\ \mu m$，通常用甲苯胺蓝染色显示结构。

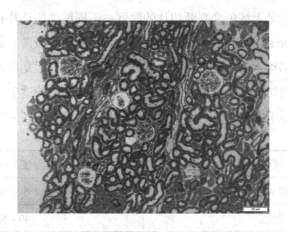

图5-4　肾脏组织的半薄切片（甲苯胺蓝染色）

（五）定位修块

为了确定切片区域是否为样品中需要观察的区域，在光镜下观察甲苯胺蓝染色的半薄切片，然后在解剖显微镜下确定包埋块切面需要保留的部分，以保留部位为中心，用锋利的刀片削掉其余部位，将样品块表面修出一个小平面，并使该平面具有平行的上边和下边以及两个斜边的梯形面。小平面约 $0.1\ mm \times 0.5\ mm$。小平面越小，产生的压缩量越小，因此，切片质量越好。经验表明，当小平面变大时，切片质量将受到影响，因此，在切取一定数量的切片后，必须要重新修整样品块平面。

（六）超薄切片

完成上述准备工作后，就可以使用超薄切片机进行超薄切片了。超薄切片机是一种十分精密的仪器，生产国和机器型号很多，但按其设计的推进原理，可将超薄切片机分为机械推进式和热膨胀推进式两类。

虽然不同的超薄切片机操作方式各不相同，但其切片的原理却都基本相同。所有切片机在切片过程中，都是使一个装有样品块的活动臂上下运动并通过刀刃，在活动

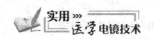

臂每次下降切片前均对刀刃作微小的推进，这样就可以使超薄切片从样品块表面被切割下来。

超薄切片的步骤如下：首先在切片机上固定好包埋块，将玻璃刀或钻石刀固定好，调整好样品块与刀的位置，水槽加水，调节水槽的液面和灯光的位置，选择切片速度和进刀厚度。片子切好后飘浮在水槽的液面上，然后选择合适厚度的切片，待切片伸展后，将铜网覆有支持膜的一面对准切片轻轻沾取，就完成了捞片。

在显微镜下，超薄切片呈现不同颜色，厚度不均。虽然超薄切片机上能够指示切片的厚度，但是这个厚度实际上是样品臂加热推进的厚度，并不是切片的实际厚度。实际工作中，我们主要依靠切片表面的反射光与切片下方的反射光之间产生的一种光学干涉的呈色现象，也就是干涉色来判断切片的厚度。不同厚度的切片在显微镜下显示出不同的干涉色（interference color）。通常暗灰色和灰色的切片较薄，易被电子束击破；紫色的切片厚，细节结构不清；金黄色切片较厚，分辨率低，但是反差好，有时也可用于电镜观察；最理想的切片就是银白色的切片，反差和分辨率均适中。因此，超薄切片中常选择银白色切片用于电镜观察。干涉色与切片厚度的关系见表5-2。

表5-2 不同干涉色代表的切片厚度

颜色	厚度（nm）
暗灰色	小于40
灰色	40～50
银白色	50～70
金黄色	70～90
紫色	大于90

（七）切片过程中的常见问题及解决方法

1. 颤痕

颤痕的产生是由于刀与样品之间发生高频率的颤动而在切片上形成的痕迹，颤痕呈现波纹状，平行于刀刃（如图5-5所示），这种痕迹只能在电镜观察时发现。可以通过改变切角和切速得到克服。如果是在切片局部出现，可能是由于样品构成不均匀造成的，需要选择切割面或修掉部分块面。如果还是不能清除，则可能是包埋块的硬度太软或太硬导致的，只能更换样品或改变包埋剂配方。

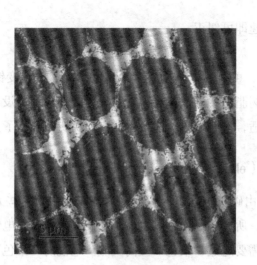

图5-5　颤痕

2. 刀痕

切片出现的任何垂直刀刃的线都是由于刀刃口的缺陷所造成的。它与颤痕表现出的周期性不同，刀痕的粗细、间隔距离不规则，刀痕边缘往往参差不齐，易于鉴别（如图5-6所示）。可以通过移动刀刃或者更换新刀进行排除。如果刀痕仍旧在同一位置不断出现，问题很可能出现在样品中，样品内部可能有一个区域较硬，在和刀刃第一次接触时就造成了刀刃口的损坏，从而出现刀痕，只有通过修块去除硬质区域来解决。

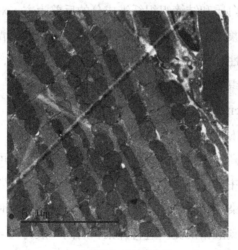

图5-6　刀痕

3. 皱褶

形成皱褶的原因较多，切速过快，造成挤压，形成的皱褶，通过减低切速即可解决。由包埋块过软导致的皱褶，可以通过改变包埋剂配方，增加包埋块硬度解决。切片刀变钝也可产生皱褶，换新刀即可克服。包埋块的切割面积过大也可形成皱褶，只要减

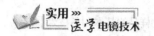

少切割面积或改变切速即可纠正。

4. 切不出薄片

如果切不出薄片，可能和以下因素有关：①切片刀完全变钝或者使用了不合适的刀口；②包埋块未被树脂所浸透或树脂很软；③刀或者包埋块没有牢固地安装到切片机上；④刀的角度不合适，有明显的负前角；⑤包埋块切面湿润了。

六、电子染色（electronic dyeing）

生物组织主要是由碳、氢、氧、氮等元素构成，由于这些元素的原子序数较低，散射电子的能力较弱，所以未经染色的超薄切片反差较低，在电镜下几乎看不清生物组织的微细结构。所以需要通过"染色"提高反差。电镜的"染色"与光镜的染色迥然不同，它不是用有机染料将生物样品的不同结构成分染成不同颜色，而是用重金属盐类作为染色剂，因为重金属化合物均有较强的散射电子的能力，可以提高反差。所以超薄切片的电子染色就是利用重金属盐类选择性地与生物样品中不同结构成分相结合，来提高结构成分散射电子的能力，从而增加图像反差，又称为正染色（positive staining）。

（一）常用的染色剂

1. 醋酸铀（uranyl acetate）

醋酸铀，又称醋酸双氧铀，是目前广泛使用的染色剂。它可与细胞内大多数分子结合，以提高核酸、蛋白质和结缔组织纤维成分的反差为主，对膜的染色效果较差。醋酸铀在水和乙醇中溶解度均较低，一般使用50%或70%的乙醇配制2%~3%的溶液。由于醋酸铀具有一定的毒性和放射性，对光和高温具有不稳定性，所以需要贮藏于棕色瓶内。用醋酸铀染色，组织块染色需1~2 h；片染需15~30 min。

2. 柠檬酸铅（lead citrate）

柠檬酸铅，也称枸橼酸铅，也是目前普遍使用的染色剂。它能与细胞内的蛋白和糖原结合，也可大大提高细胞膜系统和脂类物质的反差，几乎可以浸染细胞内的所有成分。缺点是极易与空气中的CO_2相结合而产生碳酸铅沉淀，污染切片。所以染色时应注意：染液要新鲜配制；染液需避光及密封保存；严格控制染色时间；染色操作要快或采取密封措施；防止产生碳酸铅沉淀。进行片染，时间一般为10~20 min，时间过长，结果会导致反差全部增强，使组织结构之间区别减少。

柠檬酸铅染色液的配制：

硝酸铅 $Pb(NO_3)_2$		1.33 g
枸橼酸钠 $Na_3(C_6H_5O_7) \cdot 2H_2O$		1.76 g
双蒸馏水		30 mL

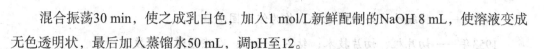

混合振荡30 min，使之成乳白色，加入1 mol/L新鲜配制的NaOH 8 mL，使溶液变成无色透明状，最后加入蒸馏水50 mL，调pH至12。

（二）染色方法

1. 醋酸铀-柠檬酸铅双重染色法

染色时，用吸管将醋酸铀染液滴加在平皿中的蜡板上，用镊子将铜网（切片面向下）浸入液滴中，染色10～15 min，取出铜网，蒸馏水漂洗，去除多余的染液，用滤纸吸干，将铜网（切片面向下）漂浮于柠檬酸铅液滴上，盖严平皿，染色10～15 min，取出铜网，蒸馏水漂洗，去除多余的染液，用滤纸吸干，再用0.03 mol/L的NaOH漂洗，去除多余染液，用滤纸吸干，电子显微镜下检查样品。

2. 块染

醋酸铀既有染色作用，又有固定作用，它能够阻止组织脱水时细胞内某些物质的丢失。建议在组织脱水前最好用水溶性的醋酸铀处理样品，以便更好地保存膜结构。块染的时间以2 h为宜，或用50%乙醇配制的饱和醋酸铀溶液，锇酸固定后，脱水前块染30 min，不仅可以提高反差，还可以增强组织成分的稳定性，降低脱水时磷脂的丢失。

七、两种特殊样品的制备

（一）甲醛固定石蜡包埋样品

通常情况下，甲醛固定的样品是不能用于电镜观察的。但是，在某些特殊情况下，如肾穿刺标本留取的电镜样品，定位时没有发现肾小球，为了确定是否有免疫复合物沉积以及沉积的位置，可能需要利用甲醛固定的石蜡包埋样品进行电镜观察。如遇到这种情况，就需要对这类样品进行特殊的处理，其过程如下：先将蜡块放入60℃左右的石蜡液中使之变软，再从中切取1 mm³左右的组织块进行脱蜡，用氯仿或二甲苯进行2次，每次15 min，然后用100%、95%、70%、35%酒精浸泡2次，每次15 min；最后用磷酸盐缓冲液多次漂洗，经锇酸固定，按常规透射电镜样品进行制备。

（二）骨组织

新鲜骨组织应尽可能锯成小块或磨成薄片，放在骨组织固定液中固定数小时后用磷酸盐缓冲液进行充分的漂洗，投入脱钙液中室温下进行脱钙（一般密质骨需要脱钙3周，松质骨需要脱钙1周），再将样品修成1 mm³左右的小块，经磷酸盐缓冲液充分浸泡后，按常规透射电镜样品制备。

附：超薄切片技术的发展史

1934年——第一张生物组织植物叶切片的电子显微图。

1950年——用玻璃刀进行组织切片。

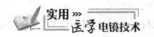

1952年——将缓冲液与锇酸混合，作为组织固定液。

1953年——切片机、切片技术；钻石刀切片；冷冻超薄切片技术。

1955年——以磷钨酸为负染色剂观察灌木及烟草花叶病毒的超微结构。

1956年——将环氧树脂作为包埋剂。

1958年——用重金属铅和铀对组织切片进行染色。

1963年——将戊二醛作为预固定液。

第二节　负染色技术

负染色（negative staining）技术是指利用高密度的、在透射电镜下不显示结构的重金属盐类与结构背景相结合，增加背景散射电子能力，使背景呈黑色，样品结构变亮的技术，是病毒学研究中不可缺少的技术。

与超薄切片技术相比，负染色技术具有如下优点。

1. 适用于悬浮的样品，如细菌、病毒等微生物、外泌体、大分子或分离的细胞器。

2. 操作简单，快速便捷。一般负染色样品的制备仅需几分钟，与周期长、操作复杂的超薄切片技术相比，该方法能够快速观察到结构，这在病原体鉴定诊断中具有重要意义。

3. 样品用量少，10 μL样品即可检测。对于许多难以得到的珍贵样品尤为重要，比如外泌体的观察。样品可长期保存，供多次制样使用。

4. 对样品的纯度要求不太高。可观察纯度较高的样品，也可观察粗制的样品或未经处理的样品。

5. 只要选择合适的染色剂及控制适当的制样条件，就能得到图像清晰、反差良好、分辨率高的图像。

由于负染色技术的独特优点，使该技术一经出现就受到电镜工作者的关注和欢迎。现在，该技术已经是一项常规的电镜生物样品制备技术，用这种方法可以显示大分子、外泌体、细菌、病毒、原生动物、亚细胞碎片、分离的细胞器等样品的形状、大小以及表面结构特征，尤其是在病毒学领域中，用于显示病毒的分类、病毒的亚单位结构、临床病毒学诊断、发现新病毒等。

一、负染色的原理

负染色技术是由Hall在1956年开始应用的，至今已有60多年的历史。负染色技术的成像原理较复杂，至今仍不明确，一般认为正染色和负染色在原理上基本相同，只是染色剂分布附着的位置不同而已。围绕在样品周围的重金属盐类增加了结构背景的散射电子的能力，导致了背景呈现黑色，反衬样品呈现明亮清晰的结构。所以从本质上说，样品并没有被染色，只是利用样品与染色剂密度的悬殊对比将样品衬托出来而已。

二、常用的负染色剂

用于负染色技术的染色剂应该溶于水，并具有高质量密度和强电子散射能力，不与样品发生化学反应。在电镜下观察时本身不呈现可见结构，但是在它的衬托下，却能清晰地显示出样品表面的微细结构。此外，染色剂的分子量要小，还要具有高熔点、高沸点以及耐受电子束照射等特性。

由于上述条件的限制，只有为数不多的几种染色剂可用于负染色技术。最为常用的是磷钨酸（phosphotungstic acid，PTA）和醋酸双氧铀。

磷钨酸对噬菌体的染色效果好，但与醋酸双氧铀相比，磷钨酸不能较好地显示样品结构细节，对某些病毒结构有破坏作用。

醋酸双氧铀对样品结构破坏小，样品反差较强，常用于病毒染色。

三、负染色方法

常用的负染色方法有滴染法和漂浮法。

（一）滴染法

将悬浮样品滴在覆膜的载网上，短暂静置，然后用滤纸吸去多余液体，滴加染液，染色1~2 min，再用滤纸吸去染液；放置在室温下干燥后，立即在电镜下观察。也可将样品悬浮液和染液1∶1混合，用枪头吸取混合液，滴加在有支持膜的铜网上，1~2 min后，用滤纸吸去多余液体，略干燥后立即在电镜下观察。

（二）漂浮法

将带有支持膜的载网在样品悬液上漂浮，用滤纸吸去多余液体，再在染液的液滴上漂浮1~2 min，用滤纸吸去染液，室温下干燥后，在电镜下观察。

四、负染色技术的注意事项

（1）样品浓度要适中。浓度太低，电镜下寻找样品困难；浓度太高，样品容易堆积而影响观察。因此，对于样品的浓度一般要求，病毒颗粒$10^5 \sim 10^7$个/mL，蛋白质0.1 ~ 0.2 mg/mL，脂类0.1 ~ 0.5 mg/mL，细胞膜0.5 ~ 1.0 mg/mL。如因纯度问题，浓度测量不准确，也可以通过实验性倍比稀释的方法寻找合适的观察浓度。

（2）避免样品凝集。凝集是负染色失败的最常见原因。这可能与样品的表面张力、标本的电荷以及支持膜的疏水作用有关。如发生凝聚，可采用滴加分散剂的方法使样品分散。常用的分散剂有：①牛血清蛋白：0.005% ~ 0.05%加到悬浮液中，0.5 mL标本内滴加3 ~ 4滴。②杆菌肽：30 ~ 50 μg/mL，蒸馏水配制。样品：磷钨酸：杆菌肽的比例为1：1：1。

（3）样品要不含杂质。尽管负染色的样品不需要纯度很高的样品，但是如果样品含杂质太多时，如大量的细胞碎片、培养基残渣及各种盐类结晶的存在将会干扰染色反应和结果的鉴定。

（4）人工假象。负染色剂与生物样品之间是有反应的，有时甚至会破坏生物样品的结构造成人工假象。这种假象有时容易和要观察的样品相混淆，所以，应注意识别。

（5）掌握染液滴染的时机，一定要在样品未完全干燥时染色。

（6）观察负染色样品时，加速电压要适当，物镜光阑要小，这样图像的反差效果较好。为了避免样品损坏，拍照时要迅速。

（7）负染色样品制备后，应尽快观察，否则会产生假象或反差减弱。

负染色技术虽然看起来简单，但要得到理想的负染色观察结果也并非易事，有很多因素可以影响负染色结果，如样品的浓度、染液的浓度、染色的时间等。所以说要想把简单的事情做好，做到极致，就要求我们既要勤于思考，又要有认真严谨的态度。

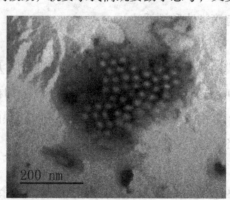

200 nm

图5-7 负染色技术

小　结

　　超薄切片技术是透射电镜样品制备技术中最基本的技术，是其他技术的基础。其主要包括六大制备步骤：取材、固定、脱水、浸透包埋、超薄切片和电子染色。取材是超薄切片技术的第一步，取材质量的好坏直接影响样品制备的好坏，因此，取材时一定要遵循快、准、小、轻、冷的原则。固定多采用戊二醛-锇酸双重固定法。脱水一般采用乙醇和（或）丙酮梯度脱水法，浸透包埋多采用环氧树脂Epon812进行。超薄切片是整个超薄切片技术中技术难度最高、要求也最高的步骤，为了精准定位，一定要进行半薄切片定位。最后采用醋酸双氧铀和柠檬酸铅进行双重染色，然后在电镜下进行观察。要想获得理想的超薄切片，一定要注意每一步骤的细节，因为这些步骤是环环相扣的，一步错误，满盘皆输。

　　负染色技术的优点在于可适用于悬浮的样品，如细菌、病毒、其他微生物、外泌体、大分子或分离的细胞器等；操作简单，快速便捷；样品用量少；对样品的纯度要求不太高，可观察纯度较高的样品，也可观察粗制的样品或未经处理的样品；图像清晰，反差良好，分辨率高。

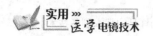

第六章 透射电镜生物样品的特殊制备技术

目前，常规的超薄切片技术已经十分成熟，非常容易观察到细胞内各种超微结构。但是，如果想要对细胞内的化学成分，如元素、酶、蛋白质或核酸进行分析，单纯的超薄切片技术就显得无能为力。虽然用生化分析的方法可以检测细胞中各种组分的含量，但这种方法需要破坏细胞结构，把组织匀浆后才能够实现。这对于完整了解细胞内超微结构变化和细胞内各种成分变化之间的关系显然是不合适的。因此，人们尝试将常规的超薄切片技术与细胞化学技术、原位杂交技术等结合起来，形成了透射电镜特殊的生物样品制备技术，包括电镜免疫细胞化学技术、电镜酶细胞化学技术、电镜核酸原位杂交技术及电镜X射线微区分析技术，通过这些特殊的样品制备技术，我们可以在完整保存细胞超微结构的同时，无需对所要研究的成分进行提取和分离就能够获得组织和细胞内该成分的定位、代谢等信息。可以说，这些特殊的样品制备技术将超微结构与成分功能紧密结合起来。

电镜细胞化学技术是在光镜组织化学和细胞化学技术的基础上发展起来的，也是普通细胞化学技术在电镜水平上的发展和应用。电镜细胞化学技术主要用于研究细胞内各种成分在细胞超微结构水平的分布状态，以及这些成分在细胞中的定性、定量及代谢变化情况，目的是阐明各种细胞成分在生理、病理情况下与细胞结构和功能之间的关系。它是利用化学方法使各种细胞内特定反应产物在原位形成高电子密度不溶性沉淀物，在电镜下做超微结构的原位分析的方法。它与光镜组织和细胞化学技术的区别在于，光镜组织和细胞化学技术将特定化学反应以显色方式进行光镜下原位分析；而电镜细胞化学技术则是将特定反应产物形成高电子密度不溶性沉淀物，在电镜下做超微结构的原位分析。

电镜细胞化学技术的种类繁多，根据细胞化学反应的原理，可分为以下几类：①用特异的处理方法使组织和细胞上的电子透明物质产生电子致密沉淀物的方法。包括：酶细胞化学技术、离子细胞化学技术。②标记抗原抗体复合物，组织和细胞内的抗原可借助电子密度高的抗体标记物，如铁、金等得到显示。电镜免疫细胞化学技术属于此类。③特异酶消化或特异溶剂提取法使原本存在的电子致密物质消失的鉴别方法。某

68

些细胞器本来具有电子密度较高或经常规染色能形成电子密度较高的结构，用特异的酶或特定的溶剂在组织固定或前处理时，预先进行反应，使其在以后的固定和染色过程中不产生电子密度较高的结构，以反证其存在。

第一节　电镜免疫细胞化学技术

光镜免疫细胞化学技术为在细胞水平上研究免疫反应作出了贡献，但由于光镜分辨率的限制，不能在亚细胞结构水平观察和研究免疫反应。因此，Singer于1959年首先提出用电子密度较高的铁蛋白（ferritin）标记抗体的方法，为在亚细胞结构水平研究抗原抗体反应提供了可能。在此基础上，相继发展了铁蛋白抗铁蛋白复合物技术、蛋白A-铁蛋白标记技术、免疫酶标记技术及免疫胶体金标记技术等。

一、电镜免疫细胞化学技术的基本原理

电镜免疫细胞化学技术，简称免疫电镜技术（immunoelectron microscopy），是利用抗原抗体特异性结合原理，在电镜下对组织细胞中的抗原进行定性和定位的方法。多采用标记抗体来检测组织细胞内未知的抗原。

在亚细胞结构水平上研究和观察抗原抗体的免疫反应，必须为抗体标记上具有高电子密度的标记物，这样才能在电镜下观察反应结果。可以说，免疫电镜技术正是在不断选择和优化抗体标记物的基础上建立和发展起来的。迄今为止，能够形成较高电子密度的电镜标记物主要有铁蛋白、辣根过氧化物酶及胶体金等。

二、电镜免疫细胞化学技术的样品制备

（一）取　材

遵循活体取材的"快、准、小、轻、冷"五字原则，保证组织新鲜，重要的是要保护好样品的抗原性，最理想的方法是灌流固定后再取材。

（二）固　定

免疫电镜技术的固定液要求既能保持良好的细胞超微结构，又能保持组织细胞的抗原性。但是，所有的固定剂都会对抗原的活性产生不同程度的影响。因此，如何协调保存超微结构和保持抗原性的矛盾是保证免疫电镜技术成功与否的关键。

常用的固定液有多聚甲醛—戊二醛、过碘酸—赖氨酸—多聚甲醛以及苦味酸—多聚甲醛—戊二醛。

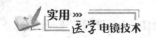

1. 多聚甲醛—戊二醛（paraformaldehyde-glutaraldehyde，PG）

多聚甲醛常用浓度为2%~4%；戊二醛常用浓度为0.01%~0.05%或0.1%。固定时间为15 min至1 h。只要戊二醛的浓度超过0.1%，细胞的抗原性就会迅速减弱，但是当浓度为0.01%~0.05%，对细胞抗原性的影响不显著。可以通过预实验来确定合适的固定液及其固定时间。

2. 过碘酸—赖氨酸—多聚甲醛（periodate-lysine-paraformaldehyde，PLP）

该固定液常用于检测对戊二醛敏感的抗原和固定富含糖类的组织。对超微结构和许多抗原的活性保存较好。国外不少文献推荐将PLP液用于免疫电镜技术，认为该固定液对含糖类丰富的组织固定效果特佳。组织抗原绝大多数由蛋白质和糖两部分组成，抗原决定簇位于蛋白部分，而有选择性地使糖类固定，既能稳定抗原性，又不影响抗原簇与抗体的结合。PLP液中过碘酸能氧化糖类，使其产生醛基，再经赖氨酸作用，使新形成的醛基分子间和分子内相互连接，稳定组织抗原。但赖氨酸价格较贵，不如多聚甲醛—戊二醛固定液经济、简便、效果佳。

3. 苦味酸—多聚甲醛—戊二醛（picric acid-paraformaldehyde-glutaraldehyde，PAPG）

苦味酸穿透速度较快，能固定蛋白质，对抗原影响小，可以改善对细胞膜及细胞质的保存。

（三）包　埋

常用的包埋剂有环氧树脂Epon812和环氧树脂618、低温水溶性包埋剂，如LR white、Lowicryl系列。因环氧树脂具有较高的化学活性与疏水性质，在高温聚合时可使组织细胞的抗原性降低，故多用于包埋前染色。当进行包埋后染色时，需用1%~10% H_2O_2作用10 min，去掉树脂。低温水溶性包埋剂因其具有亲水性，并能在低温下聚合，因此能较好地保存样品的抗原性，进而提高阳性表达率，多用于包埋后染色。

常规树脂包埋由于需经过高温聚合等制备程序，导致组织抗原性可能全部或部分丢失。因此，人们开始采用低温技术，如低温包埋和冷冻超薄切片等进行免疫电镜技术研究。制备冷冻超薄切片需要配备冷冻超薄切片机，且技术难度较大，因此，不如低温包埋法易于推广。低温包埋剂的研究开始于20世纪60年代，80年代免疫细胞化学技术在电镜水平上的广泛应用，为低温包埋剂的实验研究开辟了广阔的领域。

常用的低温包埋剂有以下两种。

1. Lowicryl

Lowicryl是丙烯酸盐和甲基丙烯酸盐类化学物质，黏度低，有K4M、K11M、HM20和HM23四种类型，其中，K4M较为常用。其特点是在低温下（−35℃）仍保持低黏度，在紫外光（波长360 nm）下可聚合，聚合后可在常温下切片，能较好地保存组织结构和抗原性，减少背景非特异性染色，故多用于包埋后染色。Lowicryl应保存在暗处，–4℃，该物质有刺激性，在配制时应戴手套，以免触及皮肤。在通风橱内操作，以免蒸汽刺激眼睛。如触及皮肤和眼睛，应立即以水冲洗局部。

2. LR white和LR gold

LR white和LR gold是一种混合的丙烯酸单体的透明树脂，具有极低的黏度和较强的嗜水性，因此，有较强的穿透性，有利于抗体（或抗原）和免疫化学物质穿过LR树脂，达到组织结合部位。在免疫细胞化学的光镜和电镜水平应用都具有良好效果。标本脱水至70%乙醇即可，能较好地保持抗原性。LR gold特别适用于免疫细胞化学技术，能最大限度地保持组织的抗原与抗体活性，其最佳光聚合温度在–25℃，在聚合后呈现金黄色，因而得名。LR white可在热和冷两种情况下聚合，热聚合在50℃，24 h，冷聚合在–25℃，需加速剂调整配制比例。生物样品处理和免疫染色与常规环氧树脂超薄切片一样。LR white对脂类溶解度低，保存膜结构较好，可耐受电子束轰击。

（四）免疫染色

根据样品是否需要包埋，或免疫染色在包埋前后进行的情况，将免疫染色分为包埋前染色、包埋后染色以及冷冻超薄切片染色。可根据检测抗原位置不同而选择合适的免疫染色方法。

1. 包埋前染色

也称包埋前标记，样品固定后在未包埋的厚切片上先进行免疫染色，然后取阳性部位经锇酸固定、脱水、包埋、半薄切片、超薄切片及电子染色的方法。为避免电子染色的铅、铀染色反应与免疫反应之间的混淆，可取连续的超薄切片，分别以两个铜网捞取，其中之一进行染色观察，另一以铀单染色或不染色进行对照观察。

优点：免疫染色时，标本未经锇酸固定、脱水及包埋过程，故抗原性保存好，免疫反应充分。在免疫反应的阳性部位做半薄切片定位，可提高检出率。免疫染色后可用戊二醛–锇酸双重固定，有利于膜结构保存。多用于抗原含量少及对脱水包埋过程敏感的抗原的检测。

缺点：因固定液可使蛋白质交联，大分子抗体难于穿透组织细胞。增加组织细胞穿透性的办法有：①采用分子量小的抗体。②减薄组织的厚度利于抗体渗透，用振荡切片机切30~50 μm的厚切片或用冰冻切片机将组织切成3~5 μm的薄片。③增加血清孵育的时间。④采用去垢剂处理样品。用含0.01%皂角素的PG，处理5~8 min。皂角素为糖类化合物，可与胆固醇结合使膜上形成孔道，因其对膜结构的影响小，故多用于细胞结构的研究。或用0.02%~0.04%TritonX-100进行处理。TritonX-100是非离子去垢剂，

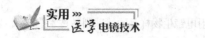

能够去除脂质，多用于细胞骨架的研究。⑤冻融法。

2. 包埋后染色

将经过固定、包埋的样品制成超薄切片后再进行免疫染色的方法，又称载网染色。包埋后胶体金标记是应用最广泛的免疫电镜技术。

优点：①细胞超微结构保存较好。②阳性结果有高度的可重复性。③一张切片可进行多重免疫染色。④同一批切片可进行不同目的的观察。⑤可用于细胞表面、细胞浆及细胞核内抗原的检测。⑥固定时不需要使用穿透剂。

缺点：①标本经过脱水、浸透及包埋后，抗原活性减弱。②免疫反应不易在用环氧树脂包埋的超薄切片上进行，需用10%过氧化氢进行蚀刻。③因铜网易与化学物质发生反应，故需选用镍网或金网进行捞片。④不能采用锇酸或高浓度戊二醛进行固定。人们对于后固定中是否应用锇酸存在不同的意见，有人认为以不用锇酸为佳，或尽量缩短样品在锇酸中停留的时间。从理论上讲，锇酸具有保存抗原的作用，但实践证明，应用锇酸可使抗原活性明显减低。⑤载网染色时，免疫试剂容易在金属网上干涸，影响抗原活性。

3. 冷冻超薄切片染色

组织块经过短时间固定后，浸入2.3 mol/L 的蔗糖溶液（蔗糖为冷冻保护剂）中，以液氮速冻后，在冷冻超薄切片机上切片，再经蔗糖和PBS冻融和漂洗，进行免疫染色。该方法较灵敏，抗原性及微细结构保存好且操作时间短。但是冷冻超薄切片制作难度大，对技术熟练度要求高，而且需要特殊的仪器，目前主要用于病毒及与病毒抗原相关的实验研究中。近年来，冷冻超薄切片技术还应用于光电关联的显微镜技术中。

4. 免疫染色的对照实验

电镜免疫染色的步骤较多，导致影响染色结果的因素也变得复杂。为了对染色结果作出准确的判断，一定要设立对照实验，其目的是为了排除非特异性染色，确定染色方法的特异性和操作技术的可信性。对照实验可分为阳性对照实验和阴性对照实验。

（1）阳性对照实验：用已知存在相应靶抗原的组织切片与待检切片同时染色。已知抗原的组织切片作为对照，其结果为阳性。

（2）阴性对照实验：其结果均为阴性，包括空白实验、替代实验、吸收实验以及阻断实验。

①空白实验：用PBS代替一抗，此方法最为常用。

②替代实验：用制备一抗相同种属动物的正常血清或无关的特异性抗体替代一抗，结果为阴性。

③吸收实验：用相应已知抗原与一抗相混合，使之沉淀，再用吸收后的上清液代

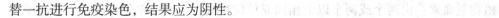

替一抗进行免疫染色，结果应为阴性。

④阻断实验：先用未标记的特异性一抗与抗原结合，再用已标记的一抗进行免疫染色。

三、电镜免疫细胞化学技术中的标记物

（一）铁蛋白

铁蛋白是一种含铁离子的蛋白质，电子致密度高，直径10~12 nm，内含直径为5.5~7.0 nm的铁芯。铁蛋白分子量大，其标记的抗体不易进入组织细胞内，较适合表面抗原的研究。但是由于铁蛋白在样品中不易分辨，并且正常组织内也含有铁蛋白，所以现在不常用。

（二）辣根过氧化物酶（horseradish peroxidase，HRP）

辣根过氧化物酶是由无色的酶蛋白和深棕色的铁卟啉辅基结合而成的糖蛋白。分子量约4万，最适pH为5~5.5。具有稳定性强和反应特异性高的优点，是最早广泛使用的标记物，其作用原理是HRP通过以过氧化氢（H_2O_2）作为受氢体，以还原型3，3'-二氨基联苯胺体（DAB）作为供氢体来催化氧化还原反应。

$$DAB-H_2+H_2O_2 \xrightarrow{HRP} DAB+2H_2O$$

但是由于其弥漫性反应的特点，HRP很难用于微细结构的免疫标记。

（三）胶体金（colloidal gold）

胶体金是氯金酸水溶液在还原剂作用下的悬浮液。胶体金是表面带负电荷的疏水性颗粒，在水溶液中呈溶胶状的红葡萄酒色。它可与蛋白质正电荷间靠静电相互吸引，结合非常稳定。胶体金可与A蛋白、免疫球蛋白、链酶亲和素、植物凝血素、酶等结合为复合物，并不影响其活性。

胶体金颗粒电子密度高，电镜下清晰可辨（见图6-1），具有制备简单，价格便宜，无毒，使用对人体无损伤等优点。胶体金颗粒直径从5 nm到150 nm不等，电镜下常选用5~10 nm的球形颗粒用于标记抗体。由于金颗粒直径大小不同，可分别用于标记不同的抗体进行双重标记或多重标记；而且可以通过计数颗粒进行定量分析。常见的金标记物有A蛋白—金、免疫球蛋白—金、植物凝血素—金和链酶亲合素—金。

A蛋白（protein A）：存在于金黄色葡萄球菌细胞壁中，对免疫球蛋白有很高的亲合力；有种属特异性，与人、兔、猪和豚鼠的IgG结合紧密，而与大鼠和小鼠结合较少。

G蛋白（protein G）：从G型链球菌细胞壁中提取，对小鼠、大鼠、羊和牛的IgG有较高的亲合力。

植物凝血素：由两个或两个以上相同亚单位组成，每个亚单位可与一个糖分子发生专一的亲合反应；具有多价结合能力，可与荧光素、生物素、酶、胶体金和铁蛋白结合；用于细胞表面和细胞内单糖的定位。

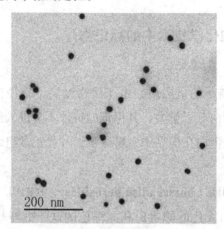

图6-1 胶体金颗粒

近年来，纳米金和超小金颗粒技术得到了发展。由于纳米金结构稳定，而且不带电荷，免疫反应后的银增强或金增强反应使纳米金表面覆盖了银或金，形成银包金或金包金颗粒，有利于电镜观察。荧光标记纳米金是抗体同时结合了纳米金和荧光标记物。荧光标记物可用于光镜下的定位，而纳米金可用于电镜下的定位。因此，荧光标记的纳米金是光电关联技术的理想标记物。

四、电镜免疫细胞化学技术的分类

根据标记物的不同，电镜免疫细胞化学技术可分为免疫铁蛋白电镜技术、免疫酶电镜技术、免疫胶体金电镜技术等。我们重点介绍免疫酶电镜技术和免疫胶体金电镜技术。

（一）免疫酶电镜技术（enzyme-labeled immunoelectron microscopy technique）

免疫酶电镜技术是以酶作为抗原抗体反应的标记物，在既不改变抗原抗体的免疫反应特异性也不影响酶活性的条件下，与相应的酶底物作用，在抗原抗体反应部位形成一种不溶性的反应产物。在光镜下观察时，要求反应的终末产物是不溶性的有色物质，具有可观察性。在电镜下观察时，则要求底物的终末产物具有较高的电子密度。由于辣根过氧化物酶具有稳定性强和反应特异性高等优点，是目前应用最多的酶标记物。免疫酶电镜技术的免疫染色也可分为包埋前染色和包埋后染色，但以包埋前染色应用居多。实验方法包括直接法、间接法和非标记抗体酶法。

1. 直接法

用酶标记的特异抗体直接与靶抗原相结合，再与酶底物作用产生不溶性反应产物，适用于表面抗原的定位。此法的特点是特异性强，操作简单，但敏感性低，由于每种抗体均需酶标记，所以不容易获得所需市售抗体，目前该法较少使用。

2. 间接法

此法是将酶标记在二抗上，特异性一抗与标本中相应抗原相结合后，加入酶标记的二抗，再加入酶的底物，生成不溶性反应产物。间接法的敏感性较直接法高3～4倍，但是特异性低于直接法。间接法的优点在于只需要标记二抗即可，可用于多种特异性抗体。

3. 非标记抗体酶法

由于酶标记抗体后，或多或少会降低抗体与抗原相结合的能力，并且对酶的活性也有影响。所以不用化学方法使酶和抗体结合的非标记抗体酶法得到了发展。非标记抗体酶法的免疫染色系统包括：①识别系统：特异性抗体（一抗）；②联结系统：联结抗体（二抗）；③显色系统：酶标抗体（三抗）+显色剂。

（1）过氧化物酶—抗过氧化物酶法（peroxidase antiperoxidase method，PAP）

特异性抗体（一抗）与靶抗原结合，二抗是联结抗体，三抗是PAP复合物。PAP复合物是以HRP为抗原，在一抗同种动物身上诱发抗体，再将抗体与HRP结合成PAP免疫复合物。鼠PAP的分子量小，一抗为小鼠单克隆抗体，多用于包埋前染色。兔PAP的分子量大，一抗为兔多克隆抗体，多用于包埋后染色。此方法中，PAP复合物结构稳定，冲洗时不易脱落，结合在抗原抗体复合物上的酶分子增多，与酶底物反应后，能使微量的或抗原性弱的抗原显示出来，提高灵敏度。

（2）亲合素—生物素复合法（avidin-biotin complex method，ABC）

亲合素又称卵白素或抗生物素，是分子量为68 000的糖蛋白，上有4个蛋白亚基，可以与生物素、酶及胶体金结合。生物素又称辅酶R或维生素H，分子量为244，其活化后可与Ig、HRP偶联，与亲合素间有牢固的结合力。特异性一抗与靶抗原结合，联结抗体是生物素化抗体，三抗是ABC复合物，是亲合素与过氧化物酶标记的生物素复合物。ABC法较PAP法敏感性高。但对于含内源性生物素较高的组织，如肝、肾等效果不佳。因此，在应用ABC染色前，宜先用0.04%的亲和素和0.01%的生物素分别作用，进而消除内源性生物素活性。

（3）链霉亲合素—生物素复合法（streptavidin biotin complex method，SABC）

SABC法是ABC法的改良，用链霉亲和素代替ABC法中的亲和素。链霉亲合素是由链霉菌中提取的蛋白质，分子量为60 000。特异性一抗与靶抗原结合，联结抗体为生物素化抗体，三抗为HRP标记的链霉亲合素。

观察单个细胞表面抗原时，由于无需考虑穿透组织的问题，所以采用各种方法均

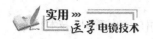

可，多用ABC法或PAP法。观察细胞内或组织内抗原时，进行包埋前染色需使用穿透剂，所以需要选用分子量小的酶标记物，如鼠PAP法；进行包埋后染色由于不需要使用穿透剂，所以可选用兔PAP法或ABC法。

（二）免疫胶体金电镜技术（colloidal gold immunoelectron microscopy technique）

免疫胶体金电镜技术是20世纪70年代才建立和发展起来的，利用胶体金在碱性环境下带负电荷的性质，使其与带正电荷的抗体相吸引来标记抗体，然后与未知抗原结合。由于金颗粒电子密度高，在电镜下清晰可辨，很容易确定免疫反应部位，因而解决了一些过去未能解决的问题，现在免疫胶体金电镜技术已被广泛应用。一般多采用包埋后染色，可用于细胞表面、胞质中细胞器及胞核中特异抗原和抗体的研究，也可用于细胞骨架的研究。

免疫胶体金电镜技术有许多优点：①其操作程序比PAP等方法简单，不需要H$_2$O$_2$等损伤微细结构的处理步骤，对微细结构的影响较少。②金颗粒具有很高的电子密度，在电镜下清晰可辨，易与其他免疫产物相区别。③利用不同直径的金颗粒标记不同的抗体，是研究突触小泡内神经递质共存的有力工具。④可通过计数抗原抗体反应部位结合的金颗粒数量，进行粗略的定量分析。⑤胶体金标记抗体还可加入培养液中，对培养细胞内抗原进行标记定位。⑥由于金颗粒具有强烈的激发二次电子的能力，因此，不仅可以用于透射电镜的超薄切片观察，也可以用于扫描电镜对细胞表面的抗原、受体的标记定位观察。

在进行免疫胶体金电镜技术时，须注意以下问题：①抗体血清要有高度特异性和亲合力。②被检组织应有较高浓度的抗原。③清洗液和器皿清洁度高，清洗要彻底。④孵育要在湿盒内进行，保持载网湿润。⑤胶体金标记物在保存中可产生凝集物，故在使用前应稀释后离心8 000～10 000 r/min，20～30 min，以去除凝集物。

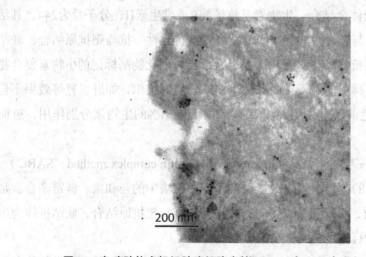

图6-2　免疫胶体金标记肿瘤细胞中的CLDN6（10nm）和LC3（5nm）

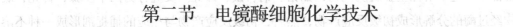

第二节　电镜酶细胞化学技术

酶是一种具有生物催化作用的特殊蛋白，大量存在于细胞和组织中。它们并不是随意分布在细胞中的，往往是分成一定的组群，定位在细胞内的特定结构中，这种酶存在的特定部位称为酶的定位。电镜酶细胞化学技术（electron microscopic enzyme cytochemistry）就是在电镜下通过酶的特异性细胞化学反应，形成不溶性的高电子密度的沉淀物，进而显示酶在细胞内的定位。该技术是在光镜的酶组织化学技术的基础上发展而来的。

一、酶细胞化学反应的基本原理

（一）一般原理

酶是一种具有生物催化作用的特殊蛋白，存在于有机体细胞和组织中的特定位置。在不损伤或破坏细胞和组织的微细结构的前提下，在一定反应条件下可利用细胞内酶与底物之间的特异性反应，形成初级产物（酶反应）；再应用化学物质（通常称为捕捉剂）与初级产物反应，最终在酶的活性部位产生一种不溶性的电子致密沉淀（捕捉反应）。用电镜可以观察辨别酶在细胞超微结构中的位置和活性。大多数酶的初级反应产物是可溶性的，为了进行酶的定位，必须使用捕捉剂，使可溶性的酶反应产物迅速转变成不溶性沉淀。理想的底物应具备水溶性、在水溶液中的稳定性、和参与反应的其他混合物的"相容"性、对酶的作用没有抑制性等特点。理想的反应产物一般应具有均质性、电子致密性、不被水和树脂或其他有机溶剂所溶解、不易扩散、为有色聚合物并不与组织或细胞蛋白相结合、不溶于脂肪、较少生成结晶等特点。酶与底物之间的特异性越强，越有利于显示酶存在的位置。

光镜分辨率低，放大倍数小，定位不精确。电镜酶细胞化学技术虽然发展较快，但由于该技术对样品制备要求较高，影响因素较多，同时又不能看到光镜组织化学的颜色效果，因此，到目前为止，已知的1 000多种酶中，可在电镜下定位的多为水解酶和氧化还原酶，最常见的是一些细胞器的标志酶。

（二）酶的分类

1. 水解酶

水解酶是催化水解反应的酶类，可分为五类，即磷酸酶类、酯酶类、芳香基硫酸酯酶类、糖苷酶类以及作用于肽键的酶类。在超微结构水平上，利用酶细胞化学方法显

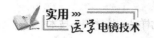

示水解酶都是以孵育阶段为中心，孵育液中一般都有酶的反应底物和捕捉剂，捕捉剂通常都是一些不溶性重金属沉淀物，如铅、铜、钡、铈等。反应分为两个步骤，首先，底物经过酶的分解形成初级反应产物，然后，初级反应产物与相应的捕捉剂形成一种不溶性的最终反应产物，这些最终反应产物容易在电镜下观察到。一般来说，这些沉淀物在细胞的位置就代表了酶促反应的位置。

2. 氧化还原酶

氧化还原酶分为氧化酶和脱氢酶。

（1）氧化酶的反应原理：氧化酶细胞化学反应含有两个既分开又紧密联系的底物，一个是生理底物，如氧或过氧化氢；另一个是捕捉底物，通常是3，3'-二氨基联苯胺四盐酸盐（DAB），DAB很容易氧化，经过一系列化学变化生成强嗜锇性的聚合物，再经锇酸固定即可生成高电子密度的锇黑沉淀。

（2）脱氢酶的反应原理：二脱氢酶常用的捕捉剂为铁氰化物，它在酶的作用下被还原成亚铁氰化物，并在铜离子的存在下进一步形成高度不溶性的亚铁氰化铜沉淀。

（三）细胞器的标志酶

细胞器因其功能不同，含有的酶也不同，因此可根据细胞器中含有的特异性酶作为细胞器的标志（见表6-1）。酶细胞化学技术为细胞器的结构和功能的鉴别提供了新方法。

表6-1　细胞器的标志酶

细胞器	标志酶
溶酶体	酸性磷酸酶
细胞膜	碱性磷酸酶
细胞膜	ATP酶
内质网	葡萄糖-6-磷酸酶
线粒体内膜、嵴	琥珀酸脱氢酶
线粒体外膜、嵴	单胺氧化酶
线粒体	细胞色素氧化酶
微体	过氧化氢酶
高尔基体	焦磷酸硫胺素酶
质膜	5-核苷酸酶

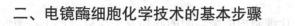

二、电镜酶细胞化学技术的基本步骤

（一）取　材

样品以1 mm×1 mm×2 mm大小为宜，取材要快。最好采用全身灌流或单一器官灌流的方法，较好地保存酶的活性以及准确定位。

（二）固　定

由于组织和细胞内的酶是十分敏感的物质，在样品制备期间容易丢失、扩散或失去活性，因而必须采用适当的方法将它们的位置和活性固定。固定的好坏将直接影响到细胞超微结构的保存和细胞内化学成分的定位。固定剂要做到既保持酶活性，又保持超微结构。要做到这两点是有一定难度的。理论上讲，保持细胞酶活性的最好方法是不经过固定的新鲜组织，如果将新鲜组织先孵育后再做固定，必然导致出现反应产物不均匀、扩散、吸附、流失等现象，从而导致错误定位等假象。严格地说，在样品制备过程中，酶的流失和活性的损失是不可避免的，但应尽量减少这种损失。

酶细胞化学反应要求能分辨细胞结构和酶的反应产物，并且重复性要好，一般多选用醛类固定剂。戊二醛保存超微结构效果好，但对酶活性影响大；多聚甲醛对酶的活性影响小，但对超微结构的保存效果差。所以常常选用两者的混合液，4%多聚甲醛-0.5%戊二醛混合液来进行实验。

戊二醛固定时间的长短因酶种类不同而异，从几分钟至几十小时不等。有些对固定剂敏感的酶，应该尽可能采用短时间固定，如葡萄糖-6-磷酸酶仅固定2 min，血小板过氧化物酶固定时间不超过30 min。具体的固定时间需要通过实验来确定。

（三）固定后漂洗

漂洗的目的是去除醛类固定剂，多用0.1 mmol/L二甲砷酸钠缓冲液（pH 7.4），4℃，2 h或过夜。

（四）预切片

最早是直接用组织块进行孵育，但因组织块太厚，而一般孵育液仅能渗透到组织表面以下40 μm左右。所以，多采用振荡切片机将组织块切成厚度约20～50 μm的预切片。

（五）预孵育

让组织和细胞与某种试剂在特定的条件下充分反应的过程叫孵育。孵育是酶细胞化学反应的关键步骤。如果反应液与固定液的pH或者其他成分相差较大，应多次更换缓冲液，必要时需进行预孵育。预孵育液与孵育液的区别在于不加底物。操作是将预切片置于无底物的孵育液内（20℃）进行预孵育，然后用配制孵育液的缓冲液洗涤，4℃，5～10 min/次，2～3次。

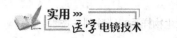

（六）孵 育

孵育的原理是在一定条件下，让细胞内的酶与酶的底物发生反应，产生可溶性的初级产物，然后再用捕捉剂在酶的作用部位与初级反应产物发生反应，形成不溶性的电子密度高的终产物。

$$底物 \xrightarrow{\text{酶反应}} 初级产物 \xrightarrow{\text{捕捉剂（重金属盐类，铅）}} 不溶性终产物$$

注意事项：①在振荡式恒温（37℃）水浴箱中进行。时间长短因不同实验而定。如显示大鼠肝脏的ATP酶需要30 min，而显示酸性磷酸酶（ACP）需要25 min，心肌琥珀酸脱氢酶（SDH）仅需10 min。总之，以孵育时间最短，又能达到满意的反应结果为最好。孵育时间过长，容易引起反应产物的弥散而产生假象。②孵育液的成分要严格按照比例配制，不能随意更改。孵育液要现用现配，按配方顺序加入试剂，并充分搅拌，调好pH。③所用器皿要保持洁净，避免和金属接触。

（七）孵育后漂洗

孵育后要进行充分的漂洗，目的是去除残留物，尤其是铅离子。其过程为先用配孵育液的缓冲液漂洗，4℃，2~3次，5 min/次；再用0.1 mmol/L二甲胂酸钠缓冲液漂洗，4℃，2~3次。

（八）后固定

1%锇酸，4℃，30~60 min。

（九）脱水及包埋

按照超薄切片技术中的常规方法进行操作，乙醇和（或）丙酮系列梯度脱水，多用环氧树脂包埋。

（十）超薄切片

取厚切片表面酶反应充分的部分，切片厚度为70~90 nm，用镍网捞片。

（十一）电子染色

要排除电子染色对细胞化学反应产物的干扰。

三、电镜酶细胞化学技术的注意事项

（1）固定液的纯度：活性碳处理纯化戊二醛，2~3次，4℃保存。

（2）孵育液：配制孵育液的玻璃器皿必须非常干净；要用分析纯试剂进行配制；用新鲜双蒸水配制；使用前经双层滤纸过滤。

（3）孵育对照：对照实验有两种方法，一是孵育液中去除底物；二是孵育液中加入底物抑制剂。

（4）孵育后标本处理：后固定时间要小于1 h，以免组织变脆；脱水时间也要相应缩短。

第三节　电镜核酸原位杂交技术

电镜核酸原位杂交技术是在电镜下应用已知碱基序列并带有标记物的核苷酸探针与组织细胞中待测的核酸分子按碱基配对的原则进行特异性结合，形成杂交体，然后应用与标记物相应的检测系统，通过细胞化学或免疫细胞化学的方法在核酸原有位置上进行细胞内定位的技术。

自Gall和Pardue建立原位杂交技术以来的20余年内，这一技术为基因的定位和表达、基因进化、发育生物学、肿瘤学、微生物学、病毒学、医学遗传学和遗传分析等研究领域提供了极其宝贵的资料，发挥了其他技术难以取代的作用。近年来，此技术的应用领域逐渐扩大并在两个主要方面进行了技术方法的改进。一方面是应用一系列放大手段增强检测的灵敏度，另一方面是提高其分辨率，即向电镜水平发展。

1971年，Jacob首先用[3]H标记的RNA探针与DNA杂交并在电镜水平显示获得成功，此后，不少科技工作者在这方面做了大量的工作（Manning, et al, 1975; Steinert, et al, 1976; Hutchison, et al, 1982），但所应用的均是同位素标记核酸探针。直到1986年，Binder首先应用生物素标记的rDNA及UI探针，在蜂蝇卵巢，在应用Lowicryl-K4M低温包埋的切片上进行原位分子杂交，以蛋白A和胶体金复合物作为显示系统，较好地保存了组织的形态学结构并获得了较高的信噪比例。Webster等人（1986）应用生物素标记探针显示了细胞内mRNA的分布。焦仁杰等（1992）报告了以生物素标记腺病毒的基因组探针与整装抽提的细胞进行电镜原位杂交技术，成功地证明了腺病毒DNA与核骨架的紧密结合关系，胶体金颗粒呈簇状与串珠状结合在核骨架上。向正华等（1994）应用地高辛标记探针结合HRP的包埋前染色法显示了POMc mRNA定位于神经元的粗面内质网上。

一、原位杂交的原理

DNA分子由两条核苷酸链组成，两条链之间以A-T和G-C的碱基互补配对规律结合成对。按照A-T、A-U和G-C配对原则，如果两条核酸（DNA和DNA或DNA和RNA）单链之间一条碱基序列与另一条单链的碱基之间互补配对，在一定条件下这两条单链可以结合形成双链复合体。基于以上核酸单链之间的结合原理，核酸原位杂交技术是制备带

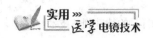

有标记物的已知序列的短核苷酸片段，以此为探针特异识别和结合与此完全互补的组织和细胞内靶DNA或RNA，形成复合体，然后应用与标记物相应的检测系统，通过细胞化学或免疫细胞化学的方法在核酸原有位置上进行定位分析的技术。电镜核酸原位杂交技术是核酸原位杂交技术和电镜技术相结合，在组织超微结构上原位定位分析DNA或RNA表达分布的技术，包括核酸探针制备、探针标记、原位杂交、电子显微镜分析等一系列步骤。

二、核酸探针的制备及种类

（一）探针的制备

为了避免部分碱基配对结合发生的非特异性核酸双链复合体形成所造成的假阳性结果，所制备的探针应与靶核酸单链完全结合，可有效避免假阳性的出现。根据探测的靶基因不同，探针的长度有所不同，为了提高探针的穿透性和灵敏度，一般探针的长度以50～200个碱基为宜，长度过短容易出现假阳性，过长可能降低杂交阳性率。在特殊情况下可以制作2 kb左右的探针用于实验。

制备特异性高的探针核苷酸片段的方法包括：①从基因组上直接用内切酶切下所需基因片段。②以单核苷酸为反应物合成寡核苷酸片段。③以已知mRNA为模板，逆转录合成特定部位cDNA。④直接以特异性高的已知序列RNA制作探针。为了获得大量探针用于原位杂交分析，一般应用重组技术将这些核苷酸片段与质粒、噬菌体等载体的DNA重组，然后将这些载体导入大肠杆菌扩增或直接应用DNA合成仪器在体外合成制备寡核苷酸探针。

（二）探针的种类

根据核酸性质，探针可分类为DNA探针、RNA探针、cDNA探针、cRNA探针和寡核苷酸探针。根据标记的方法，可分为放射性探针和非放射性探针。

1. 单链DNA探针：将cDNA导入M3噬菌体等载体中，感染细胞，产生大量的单链DNA，与已标记的单链DNA探针杂交制备。

2. 双链DNA探针：cDNA探针是从cDNA文库中获取的。首先从细胞中分离出mRNA，然后通过逆转录合成cDNA，将双链cDNA分子插入载体中克隆、筛选、扩增和纯化，最后在大量获得的双链cDNA上标记放射性同位素或生物素。

3. 寡核苷酸探针：如果已知所要检测的靶DNA或靶RNA序列，可以以核苷酸为原料，通过核酸合成仪人工合成一定大小的核苷酸片段，然后标记放射性同位素或生物素。

4. RNA探针：将目的基因cDNA片段插入到含有特异的RNA聚合酶启动子序列的质粒中，将质粒扩增和纯化后，用限制酶将质粒模板切割，然后以RNA聚合酶体外转录

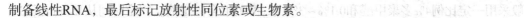

制备线性RNA，最后标记放射性同位素或生物素。

（三）探针的标记

根据标记物性质，探针可分为放射性同位素标记探针和非同位素标记探针。

1. 放射性同位素标记

放射性同位素标记的探针具有灵敏度高、特异性高的优点，可用于检测拷贝数少的基因组。早期多应用^{3}H、^{32}P、^{35}S和^{125}I等放射性同位素标记核苷酸探针进行实验研究。由于放射性同位素标记方法具有对操作人员的辐射危害、半衰期较长、费用高、操作复杂以及环境污染等弊端，因此，除特殊实验外，逐渐被非同位素标记法替代。

2. 非同位素标记

非同位素标记无辐射危害，还具有价格便宜、操作简单、无半衰期、短期快速出结果等优点，因此，除特殊实验外，一般多应用非同位素标记探针进行实验。

（1）生物素标记法：生物素是分子量为244.31 Da的生物大分子，广泛分布于动物和植物组织中，常从含量较高的卵黄和肝组织中提取。亲和素是分子量为68 kD、从卵白蛋白中提取的一种由4个相同亚基组成的碱性糖蛋白，每个亚基能结合一个生物素分子。生物素与亲和素之间的作用是目前已知的强度最高的非共价作用，所以它们之间的结合是专一、迅速和稳定的。因此，应用生物素和亲和素之间的这种特性，用生物素标记探针。当用生物素标记的探针与靶核酸结合后，用带有显色标记物的亲和素反应显色，可以探测到靶核酸。还可以将生物素和胶体金偶联，标记探针。

（2）地高辛标记：地高辛是从洋地黄植物的花和叶中提取的植物固醇（动物细胞中不存在）。因此，用地高辛标记进行原位杂交分析动物组织，内源干扰的背景染色少，特异性高。地高辛标记探针是目前应用最广泛的非同位素标记探针，特别是在检测内源性生物素比较高的肠道系统时，生物素标记探针由于非特异性高导致应用受到限制，一般多采用地高辛标记探针。地高辛标记寡核苷酸探针采用的方法是利用末端转移酶在单链3'-羟基端直接添加DIG-11-dUTP，从而使地高辛掺入到序列末端，达到标记的目的。

（3）多重标记：由于不同方法标记的探针有不同的特点，因此，一次实验中可以选用2～3种不同的探针组合进行标记检测，可在同一个部位同时观察到不同的信息。

三、电镜核酸原位杂交的样品制备

（一）杂交前准备

样本固定时，既要保存好组织细胞的超微结构，又要最大限度地保持细胞内DNA和RNA水平，因此，固定液的选择至关重要。为了防止RNA和DNA的降解，固定标本一

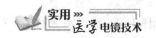

般采用一定比例4%多聚甲醛和0.1%～3%戊二醛的混合固定液。固定时间从15 min至18 h不等，一般多根据实验目的选择合适的固定时间。固定温度为4℃。由于锇酸有利于膜性结构的保存，不利于细胞内RNA和DNA的保存，因此，一般都采用包埋前原位杂交。

（二）杂交用器皿及试剂的处理

在样品固定后进行核酸原位杂交时，所用的器皿和试剂中如有RNA酶，这些酶可以通过消化降解破坏RNA，进而影响杂交结果。因此，应去除核酸原位杂交中使用的器皿和试剂中残留的RNA酶。

方法：①在杂交前处理的全过程中都需戴消毒乳胶手套和口罩。②玻璃器皿过酸处理后，用0.04%焦碳酸二乙酯（DEPC）冲洗，高压消毒，最低温度必须保持在150℃左右。③金属器械用含DEPC的蒸馏水冲洗后，150℃左右高温烘烤。④原则上在杂交及其以前的步骤中，所有液体试剂均需用DEPC处理，或用DEPC水配制，包括乙醇的稀释。

（三）组织样品处理

组织样品处理的目的是增强组织通透性和核酸探针穿透性。样品固定后，重要的步骤是组织样本用蛋白酶（蛋白酶K/PBS，37℃，10 min）或去垢剂（如0.3% Triton X-100）处理，增加细胞膜的通透性，进行杂交反应时使探针和胶体金容易进入固定的组织和细胞内与核酸反应，提高杂交率。虽然去垢剂处理后可使杂交探针更易进入组织细胞中，但是过度的去垢剂处理不仅影响组织的形态结构，还会引起靶核酸的丢失。有人认为，蛋白酶K处理不仅能提高组织细胞的通透性，使探针与胶体金易于穿透，进而提高杂交信号，还可以消化蛋白质，使核酸序列从结合的蛋白中释放出来，更容易与探针结合。但也有人认为，蛋白酶K处理可以造成RNA损失，如果要使用，建议用低浓度蛋白酶。如果蛋白酶K和Triton X-100的浓度使用不当，极易造成切片硬化，导致破碎。因此，需要进行预实验，然后选用最佳浓度进行实验。

检测DNA用0.3～3 mg蛋白酶K/PBS，37℃，10 min；检测RNA用2～10 μg蛋白酶K/PBS，37℃，10 min。用0.1 mol/L甘氨酸/PBS清洗，可终止反应。

（四）杂 交

1. 电镜核酸原位杂交的种类

电镜核酸原位杂交技术原理和一些基本操作步骤与光镜核酸原位杂交技术基本一致。根据组织包埋和原位杂交操作进行的先后顺序，将其分为三类，分别是组织包埋前原位杂交（包埋前杂交）、组织包埋后原位杂交（包埋后杂交）和不包埋原位杂交。这三种方法的共同点是：①首先根据电镜样品制备的原则，为了保存好组织细胞的超微结构，在取材后必须使用多聚甲醛-戊二醛或多聚甲醛来固定样品。②核酸原位杂交的步

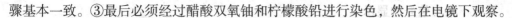

骤基本一致。③最后必须经过醋酸双氧铀和柠檬酸铅进行染色，然后在电镜下观察。

（1）组织包埋前原位杂交（包埋前杂交）：先进行核酸杂交及杂交显示，再进行常规电镜样品制备过程。样品取材固定后，先按一定厚度进行振动切片，然后进行原位杂交。杂交结束后，用胶体金或酶标示踪标记，最后再进行锇酸固定、脱水、包埋、超薄切片及醋酸双氧铀和柠檬酸铅染色等常规电镜样品制备步骤，最后电镜观察。

这种方法可以避免包埋过程中造成的RNA丢失，避免包埋剂对探针的屏障作用。多用于培养细胞或悬浮细胞。但是需要对已经固定的细胞进行增强穿透性与蛋白酶消化处理，这可能会使某些细胞成分被提取，造成人为损伤。

（2）组织包埋后原位杂交（包埋后杂交）：组织细胞经固定、脱水、包埋及超薄切片后再进行核酸杂交的方法。跟包埋前杂交不同，包埋后杂交是先按照常规电镜样品制备步骤进行，只是在捞取超薄切片的时候不使用铜网，而是使用喷碳的镍网进行捞片，然后再进行原位杂交。杂交后用胶体金或酶标示踪标记，醋酸双氧铀和柠檬酸铅染色，最后电镜观察。

该方法不需要考虑穿透性问题；常采用Lowicryl K4M等低温水溶性包埋剂进行包埋；选用覆有碳膜的镍网；杂交时注意不能出现干枯现象。

（3）不包埋原位杂交：将培养收集的细胞悬液、染色体或超薄冷冻切片等样品，直接按常规电镜样品固定方法固定，然后进行原位杂交，杂交后多用胶体金标示踪标记，醋酸双氧铀和柠檬酸铅染色，最后电镜观察。

2. 杂交的注意事项

电镜核酸原位杂交时，核酸的变性温度一般控制在70℃左右，杂交温度为37℃，反应时间控制在10～20 h。如果温度过高，孵育时间过长，可导致超微结构损伤；温度过低，达不到变性效果，影响核酸探针与核酸的结合，杂交信号弱。因此，建议进行预实验确定变性温度和作用时间后，再进行后续的正式实验。

为了减少假阳性结果的出现，实验中应设立阴性对照。对DNA进行原位杂交分析时，用含有一定量的DNA酶溶液处理样品，处理后杂交信号消失或减弱，一定浓度RNA酶处理后杂交信号不消失。反之，对RNA进行原位杂交分析时，DNA酶处理后杂交信号不消失，RNA酶处理后杂交信号消失。用核酸酶预处理标本并不能使杂交信号完全消失，要完全消化靶DNA或RNA则需要对酶的浓度和消化时间等因素反复摸索后才能实现。而且，在酶处理后需要把加在标本上的酶清洗干净，以免残留酶破坏探针而导致错误结论。

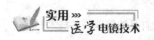

（五）杂交信号的显示

电镜核酸原位杂交示踪物质必须是电子致密物，才能在电镜下检测并观察结果。酶示踪剂，如过氧化物酶可用于电镜，但其在亚细胞水平的定位不够精确，不是理想的电镜核酸原位杂交示踪剂。胶体金具有电子密度高，形态规则，金颗粒直径可以控制（1~3 nm），容易制备和无毒性等特点，因此，胶体金是公认的电镜核酸原位杂交示踪物。目前，应用胶体金制备的各种胶体金示踪剂，如金标蛋白A、金标链酶亲和素等广泛用于电镜核酸原位杂交技术。

在电镜核酸原位杂交中，生物素化核酸探针与样品进行杂交反应后，用以下两种方法进行示踪探针：①免疫细胞化学法，如用抗生物素化抗体—胶体金、抗生物素化抗体+A蛋白—金和抗生物素化抗体+过氧化物酶示踪剂与探针结合。②亲合细胞化学法，如链霉卵白素—胶体金和链酶卵白素—过氧化物酶。

由于核酸原位杂交技术是高度敏感、高度特异的技术，影响和干扰其实验结果的因素很多。因此，电镜核酸原位杂交技术和光镜核酸原位杂交技术一样必须设置对照实验组，对显示结果的解释应持审慎的态度。一般应在重复多次实验的基础上才能得出对本实验的结论，不能仅凭一次实验或一张电镜照片就下结论。目前，电镜核酸原位杂交技术的应用还不是十分广泛，相信在不久的将来，随着电镜核酸原位杂交技术的广泛应用，科技工作者将从实践中对本技术的实验流程不断完善并能涌现出更多的新的电镜核酸原位杂交技术方法。

第四节　电镜X射线微区分析技术

20世纪90年代之后的电镜，不只限于形态分析，而是结合了各种定位、定量分析的附件型仪器，与计算机等仪器联机，进行图像分析和处理。分析电镜是指以透射电镜或扫描电镜为基础，配有X射线能谱仪或波谱仪等附属装置的电镜。从超微结构水平对生物组织的结构及化学元素成分进行定位、定性、定量无损伤分析，是用物理方法解决化学问题的手段之一。它使单纯的形态学研究能够在更接近分子水平的基础上了解细胞内各细胞器中的化学元素分布，从而更为客观、更为清楚地解释细胞的功能活动。

在分析电镜中应用的分析方法有三种：①X射线显微谱线技术。②电子能量损失谱分析。③俄歇电子谱分析。其中最常用和最简便的是X射线微区分析技术中的能谱分析。

电镜X射线微区分析技术（X-ray microanalysis technique of electron microscope）是利用电镜中具有一定能量的细聚焦电子束轰击生物样品的某一微小区域，使其内部各元素分别激发出不同能量或不同波长的特征X射线。通过检测特征X射线的能量和波长来确定微区中元素的性质，进行定性分析；通过检测特征X射线的强度来确定微区中各元素的含量，进行定量分析的技术。

1949年，Castaing和Guinier首先将X射线分析技术与电子光学技术结合起来，用于探测不同结构内的元素分布。20世纪80年代以后，随着计算机技术的发展，这种技术已经相当广泛地应用在扫描电镜和透射电镜中，使电镜技术，尤其是生物医学电镜技术，突破传统的只能看形态结构的低水平阶段，向着既能看形态结构，又能对成分进行定性、定量分析的高水平阶段发展。随着生物样品制备技术的进展，电镜X射线微区分析技术在生物医学各学科的应用中也得到了长足的发展。这种分析方法的优点如下。

（1）分析过程中不破坏样品的结构，可在保持各元素原有分布的情况下对生物细胞内多种元素同时进行分析。

（2）结合拍摄透射或扫描图像，可在形态观察的同时对一定结构内多种元素进行测量，从而获知超微结构变化与其组成元素变化的关系。

（3）灵敏度高，可对小于1 μm^{3}区域内质量少于10^{-16}g的元素进行定量和定性分析。随着电子光学技术的发展，光斑还可以进一步缩小，测定的区域也将进一步缩小，灵敏度还可提高。因此，电镜X射线微区分析技术对生物学和医学工作来说是一种十分有用的微量元素分析技术。

一、X射线及特征X射线

（一）X射线

X射线是由于原子中的电子在能量相差悬殊的两个能级之间的跃迁而产生的粒子流，是波长介于紫外线和γ射线之间的电磁辐射。其波长很短，约0.01～100 Å，由德国物理学家W.K.伦琴于1895年发现。当时由于不了解它的作用而将其命名为X射线，又称伦琴射线。X射线有很大的穿透能力，能使照相胶片感光，使某些物质发荧光，并能使气体游离，对机体细胞有很强的破坏作用。X射线被广泛应用于临床诊断和治疗，诊断上使用的X射线波长为0.08～0.31 Å，比如X光胸部透视、腹部平片、胆囊造影、胃肠造影及血管造影等检查。

X射线是高速电子和靶物质相互作用产生的，具有微粒—波动二象性，产生X射线的必备条件如下。

（1）电子源：钨灯丝加热至一定温度放出电子，在灯丝周围形成电子云。

（2）高速电子流：电子高速冲击阳极，须具备：①在X射线管的阴极和阳极间加以高电压，通过在两极间产生的强电场使电子向阳极加速。②为防止电子与空气分子冲

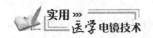

击而减速和灯丝的氧化损坏，必须保持高真空度。

（3）阳极靶面：接受高速电子撞击，使高速电子携带的部分动能转变为X射线能。

（二）特征X射线及产生条件

各种元素的原子都是由原子核和围绕原子核按一定轨道运行的核外电子构成。核外电子分层排布，各层用字母K、L、M、N等标记。各层电子具有不同的能级，排布越在外层的电子其能级越高。在基态时，原子中的电子总是按能量最低、最稳定的状态分布。每层电子数不超过$2n^2$个，最外层不超过8个，尽量排列在能量最低的电子层内，由低到高。在正常情况下，核外电子首先占据低能级的壳层，这时原子的能量最低，处于稳定状态，称为基态（ground state）。当高速入射的电子轰击样品时，原子内壳层失去电子，出现电子空位，这个现象称为电离（ionization）。发生电离时，原子因吸收了外界的能量而使总能量上升，处于不稳定状态，这时称为激发态（excited state）。将原子壳层电子轰出轨道的最低能量称为临界激发能（critical excitation energy）。高速电子与靶原子的内层轨道电子作用，电子被击脱，外壳层电子跃迁填充空位时，多余的能量以光子（X射线）的形式放出，即特征X射线。每种元素都能够发射自己的特征X射线，这种射线来源于原子芯电子的跃迁。在一般的物理或化学变化中，原子的芯电子结构不受影响。因此，特征X射线与元素的物理化学状态无关。特征X射线由电子束与样品中各种元素内壳层电子相互作用产生，与样品中存在的元素种类有关，元素种类不同可出现特征性X射线谱线。

特征X射线产生的条件如下。

1. 原子的内壳层失去电子，创造出电子空位（电离）

将原子壳层电子轰出轨道的最低能量称为临界激发能。影响临界激发能的因素：同一元素内，与被电离的壳层有关，K>L>M>N；不同元素之间，同一壳层的激发能与原子序数有关，原子序数越大，临界激发能越大。

2. 外壳层的电子填补内壳层的空位，释放出特征X射线

内壳层的空位属于哪个能级的壳层，即产生哪个壳层的谱线。当K层电子被轰出，由L层及L层以外的电子填补空位所释放的X射线称为K谱线。以此类推。在这些谱线中，K谱线强度最大，L谱线次之，M、N等谱线的强度依次减低。由于较强的X射线容易检测，因此，常用K谱线来确定元素的种类。由于跃迁的电子原来位于L、M、N等不同壳层，而且即使在同一L层，也会因电子所处状态不同而具有不同能量，因此，跃迁到K层的电子所发出的能量并不完全相同。在实际分析应用中，只有最强的主要谱线才是有用的，原子序数<35，多用K、L谱线；原子序数>35，多用L、M谱线。在分析重金属元素时，使用M谱线，其他谱线几乎不用。壳层能量是确定的，因而产生的特征X射

线能量和波长也是完全确定的，因此，通过检测特征X射线的能量和波长，能够确定它是哪个元素原子发出的，从而识别被测元素。

当K层电子被轰出时，L层的电子就会进入K层。由于L层电子的能量比K层电子的能量高，因此，多余的能量就以X射线的形式发射出去。这时，L层也产生了一个空位，M层电子便进入L层，也产生了X射线。因此，原子序数大的重元素原子有大量的电子在轨道中运转，当一个电子被轰击时，能产生较多的X射线。

（三）连续X射线及特点

高速电子进入原子核附近的强电场区域后，飞离强电场区域完成一次电子与原子核的相互作用，电子向外辐射电磁波损失能量，电子的速度和方向发生变化。电子的这种能量辐射叫轫致辐射，这种辐射所产生的电磁波称为连续X射线。具体来讲，高速入射电子束中大量电子同时作用于原子核，由于电子进入核场区的深度不一样，受阻程度不一样，能量损失也不一样。有的电子一次性失去全部能量，有的电子多次后失去能量，并且这些电子每次失去的能量也不同，所以当失去的能量以X射线的形式释放出来时，它们的波长也不同，这就形成了一个从极短波长开始包括各种波长在内的连续X射线。

连续X射线光子能量取决于电子接近核的情况、电子的能量及核电荷。连续X射线有以下特点：①连续X射线是由电子束与样品中全部元素的原子核相互作用产生，与样品中的全部元素有关，是特征X射线的背景。②连续X射线有一个极短的波长（从0开始，与样品无关，与入射电子的能量有关）。③连续X射线的强度有一个极大值，在极短波长的1.5倍处。

连续X射线的意义：连续X射线构成特征X射线的背景，或者说特征X射线叠加在连续X射线上。连续X射线决定特征X射线的峰值强度/连续X射线背景强度（峰/背比），所以在确定特征X射线强度时，必须扣除连续X射线的强度。连续X射线对薄样品定量时，可以提供测量样品的质量厚度的方法。因为连续X射线也能激发样品发射特征X射线，故可以构成定量分析中荧光效应校正的一部分。

（四）X射线检测

常用的X射线分析法有两种：一种是波长分散型X射线显微分析法（wave length dispersive X-ray microanalysis, WDX），另一种是能量分散型X射线显微分析法（energy dispersive X-ray microanalysis, EDX）。

1. WDX

WDX是利用特征X射线的波长不同来展谱，实现对不同波长X射线分别检测的波长色散谱仪。WDX通过测量电子激发样品所产生的特征X射线波长的种类，依据莫塞来定律按能量对元素进行定性分析，即可确定样品中存在元素的种类。又可根据代表各元素的特征X射线强度来进行定量分析。WDX检测时，电子束撞击样品所产生的特征X射线经某种晶体衍射后进入检测器，根据出现波峰时衍射角的大小来确定X射线的波长，从而确定样品所含元素的性质。波峰上的峰值反映特征X射线的强度，但是，此强度与元素含量间的关系并不成线性，需要经标准品测定或元素纯样品校正后，来确定元素的含量。

WDX检测的优点：①适用于 $^4Be \sim {}^{92}U$ 之间原子序数元素的检测。②能量分辨率达 $5 \sim 10$ eV。③分析区域在 1 μm^3 以上，检出敏感度达 10^{-15} g。

WDX检测的缺点：①不能同时进行全元素分析。因为每种衍射晶体只能对一定波长范围的X射线进行衍射，因此，常用于测定元素周期表上的某些元素。②WDX检测需要配置多种晶体，每次晶体转化耗时长，因此分析速度相对慢，约 $20 \sim 30$ min。此外，由于经过晶体衍射后，强度损失很大，所以波谱仪难以在低束流和低激发强度下使用。

2. EDX

EDX是利用特征X射线能量不同来展谱的能量色散谱仪，简称能谱仪。EDX原理如下：特征X射线经铍窗进入锂漂移硅检测器，使其内硅原子发生电离，产生电荷（与X射线能量成正比）形成电脉冲信号，经过放大后转变为电压脉冲，再输送到多道分析仪上进行脉冲幅度分析，积分后显示在荧光屏或计算机记录仪上。谱线的位置代表元素的性质，脉冲的高度代表元素的相对含量，最终进行元素的定性或定量分析。EDX分析时，电子束与样品相互作用，除产生特征X射线外，还会由于入射电子在样品的库仑场中减速而产生连续X射线，而这些连续的X射线进入锂漂移硅探测器时，同样也会产生计数而形成背底。因此，用EDX进行生物样品定量分析，必须扣除背底对特征X射线谱峰的影响。

EDX检测的优点：①各种元素的峰值同时出现（ $2 \sim 3$ min），可以同时接受和检测所有不同能量的X射线光子信号，因此，可在几分钟内分析和确定样品中含有的所有元素。②带铍窗口的探测器可探测的元素范围为 $^{11}Na \sim {}^{92}U$ ，检测效率高。③分析区域 <30 nm，检出敏感度达 10^{-18} g以下，谱线重复性好。

EDX检测的缺点是能量分辨率较低，在 $100 \sim 150$ eV；锂漂移硅探测仪的探头需长期低温液氮冷却保存，因此，需要特定的超低温保存环境和条件。

（五）X射线显微分析的定性和定量分析技术

定性分析是利用特征X射线的能量来确定样品中所含元素种类的方法。因为每个元素都有自己特定的特征X射线谱峰能量。通过分析特征X射线能谱谱图，可以确认样品含有哪些元素或某种元素在样品中是否存在。

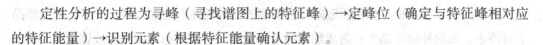

定性分析的过程为寻峰（寻找谱图上的特征峰）→定峰位（确定与特征峰相对应的特征能量）→识别元素（根据特征能量确认元素）。

定量分析是利用特征X射线的强度确定样品中某些元素含量的方法。由于生物样品多由C、H、O、N元素组成，含水量大且表面粗糙不平，故分析的准确性受到限制，所以必须有薄的标准样品。厚样品的定量分析必须进行ZAF校正，Z为原子序数校正；A为吸收效应校正；F为荧光效应校正。薄样品的定量分析因样品较薄可不进行吸收和荧光校正。

定量分析方法有峰背比法、连续谱法和比例法。

定量分析过程就是先求出特征X射线峰值强度，扣除背底（连续X射线），即为特征X射线强度。

二、电镜X射线微区分析技术的生物样品制备

生物样品不同于金属材料，生物样品基本上是一个流体，影响细胞功能的元素通常以可溶性离子（如钾、钠、钙、磷、硫和氯等）的形式存在。常规的化学固定极易导致生物样品可溶性离子的丢失和移位，无法对可溶性元素进行原位定性和定量分析。并且化学固定使生物组织和细胞结构发生皱缩、肿胀或自溶，造成形态结构分析误差。所以，电镜X射线微区分析技术的生物样品制备要求高，需要尽量满足以下原则：①很好地保存生物样品的超微结构。②维持样品化学组成的原有状态，避免引起元素分布的移位和不必要的外来元素的沉积。③制样中所用的化学物质不能干扰被分析的元素。④如果需要进行定量分析还要同时制备生物标准样品。超低温快速冷冻固定技术避免了常规化学方法固定技术引起的生物组织内可溶性离子丢失和移位等问题，从而使应用X射线微区分析技术对生物样品中元素进行定性和定量分析成为可能，成为X射线微区分析技术中常用的样品制备方法。

（一）生物样品快速冷冻固定

快速冷冻固定是以极高的冷冻速率把生物样品冷却到极低的温度，使组织的水分固化成玻璃态或近似玻璃态，避免了大冰晶的形成，从而保持生物组织最接近其自然状况的结构及生理状态，减少生物组织内元素的移位或重分布，提高了X射线微区分析的准确性。

一般超低温快速冷冻固定采用液体冷冻剂冷冻。在常温下，液体冷冻剂（如丙烷、Freon12、Freon13等）被液氮降温至冰点附近，然后使常温样品快速进入液体冷冻剂，常温样品进入低温冷冻剂时发生瞬时传导性热迁移，此能量迁移升高了冷冻剂的温度。生物样品都含有较多的水分，在冷冻过程中，组织中细胞内一部分水先结冰形成冰

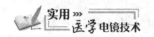

晶，再形成很多冰晶核心，然后吸附核心周围的水分使冰晶逐渐长大，一直长到再结晶点时停止。细胞外的冰晶生长造成细胞脱水、变形，导致细胞超微结构被破坏；因失水而使细胞内液体浓度增高，导致pH改变等。因此，减少快速冷冻时冰晶产生和冰晶损伤是成功制备冷冻生物样品的核心问题。减少冰晶形成的方法有：①提高冷冻速度，冷冻速度大于10^4℃/s时，组织中的水分同时冻结，形成无数个大小约20 nm³的微小的冰晶，停止冰晶的生长，不会对细胞和组织造成损伤，能保持组织结构的完整性。②先把标本浸在冷冻剂（二甲基亚砜、甘油等）以提高细胞溶液的浓度，冷冻时缩小组织冷冻点与再结晶点之间的温差，减慢冰晶形成过程，从而使形成的冰晶小，造成的损伤也小。但是，使用冷冻保护剂对生物组织也有不利的一面，如有些冷冻剂会引起细胞超微结构的改变。因此，正确选择和使用冷冻剂是影响冷冻效果的重要因素之一。快速冷冻固定时，生物组织快速玻璃化冷冻的最大深度约为45 μm，因此，快速冷冻后，组织表面几十微米处的组织结构完整，适合用于X射线微区分析。

（二）快速冷冻固定方法

1.插入式超低温快速冷冻固定

插入式超低温快速冷冻固定法是快速冷冻固定应用中最广泛、最常用和最简单的方法。此方法适合用于非常小的或薄的样品以及悬浮液滴。操作方法是将样品尽可能地插入适当的液态冷冻剂中（如丙烷、Freon12、Freon13或Freon22）。对于快速冷冻，样品越小冷冻效果越好。但是由于样品越小，其表面积与体积比越大，可能导致固定过程中发生样品迅速干燥现象。为了避免发生这种情况，需要在一个能单独控制温度和湿度的空间进行小样本的快速冷冻固定。

2.镜面式超低温快速冷冻固定

镜面式超低温快速冷冻固定是冷冻大样品表面区域的最有效的方法之一。原理是将被冷冻的样品迅速压向表面高度磨光的、热传导性好的金属（如铜或表面镀银的铜）块上，此金属块事先用液氦维持在-258～-248℃，或用液氮维持在-196℃。这种温度的金属块表面上样品的冷冻速率可达到（-80～-100）×10^3℃/s。对所用的金属块的要求是：①必须是热传导性好的金属。②金属纯度高。③金属表面必须严格清洁，不能有凝缩的水蒸气或被冻生物样品的分泌液。

除了以上两种最广泛、最有效的快速冷冻固定方法外，还有喷射式冷冻固定法和高压冷冻法。

（三）冷冻保护剂

生物组织块快速冷冻的成功关键是避免冰晶的形成以及防止生物组织的冷冻损伤。理论上讲，生物样品的冷冻速率大于10^4℃/s时，可以有效避免冰晶在生物组织中的形成。但是实际应用中只能保证在如此高的冷冻速率下保存样品表层很浅范围内的结构形态。因此，需要用冷冻保护剂对样品进行防护，常用的冷冻保护剂有两种：一种是穿透性冷冻保护剂，如甘油、二甲基亚砜等。这种保护剂能较好地保存生物样品的组织结构，但易对细胞造成生理损伤。另一种是非穿透性冷冻保护剂，如聚乙烯吡咯烷酮（PVP）和羟乙基淀粉（HES）。这种保护剂能很好地保存组织形态免受冷冻损伤，又对组织的生理机能损伤最小，所以是首选的冷冻保护剂。

（四）不使用冷冻保护剂的超低温快速冷冻

诸多研究表明，使用冷冻保护剂能够有效地保护生物组织，提高生物组织的冷冻固定成功率，但是使用过程中不可避免地会对生物组织结构和功能产生一些影响，并且具有一定的毒性。因此，一些学者建议避免使用冷冻保护剂，以更接近于自然时的状态快速冷冻固定生物标本进行X射线能谱定量微区分析。

（五）冷冻超薄切片

X射线微区元素分析时最好采用冷冻超薄切片技术。冷冻超薄切片法是生物组织样品不经脱水包埋直接被冷冻，然后在温度为-90～-110℃的超低温状态下，用冷冻超薄切片机切厚度200 nm至2 μm的超薄切片。切片置于铜网上，冷冻干燥后喷碳，再进行微区元素分析。由于冷冻和切片过程中不需要除去水分，因此，不会发生组织和细胞中一些可溶性成分丢失或移位。

（六）EDX生物薄标样及生物薄标样的制备技术

因为生物样品的EDX定量微区分析对于生物医学研究很重要，国外从1975年开始已经对EDX生物样品的制备做了大量的研究工作。对生物样品EDX定量分析主要包括以下四个方面：①组织、细胞内自然存在的元素（如内源性离子）。②外源性物质（如外来颗粒、毒性物质）。③有意注入的外源性物质（如示踪剂、标记物、药物）。④细胞化学反应物。

对生物样品进行EDX微区分析是采用超薄切片的方式观察和分析样品中的元素，因此，电镜EDX的准确性主要取决于是否有适合的薄标样品。理想的生物薄标样品应满足以下要求。

1. 生物薄标样品的物理性质应与样品性质类似

包括标样表面特性、厚度等参数。表面特性的不同会引起不同的几何效应，从而导致X射线强度的误差和定量分析的不精确。通常的数据处理方法不能补偿和修正这种误差。一般认为当样品厚度为200 μm以下时，可以忽略厚度的不同，不考虑修正。

2. 标样的化学成分必须清楚

生物薄标样品的化学性质尽可能与被分析的生物样品一致，并且标样的平均原子

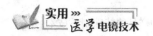

序数要接近生物样品的平均原子序数。

3. 标样的均匀度要好

标样的均匀度是生物薄标样品的关键指标之一，均匀度一定程度上决定了定量分析的精度和可靠性，不均匀的生物薄标样品很难提供可靠的定量分析结果。

4. 标样必须有很好的稳定度

在电子束的多次轰击下，要保持生物薄标样品的浓度和结构不变。生物薄标样品对电子束应有很低的辐射灵敏度。电子束的轰击有时会造成生物薄标样品内的电子迁移。更严重的会造成标样基质的质量损失，导致标样元素浓度增加，使定量分析产生误差。解决这个问题的方法有：寻求对电子束辐射不灵敏的标样基质；寻求成分尽可能地接近被分析生物样品的薄标样品基质，使生物样品和薄标样品基质有基本相同的质量损失。

5. 生物标样的浓度峰/背比强度应是线性关系。

在实际应用中，由于生物标样不具有理想的均匀度、稳定度，标样元素浓度过高或元素的原子量过大，使标样的浓度峰/背比强度仅在某个范围内是线性的。因此，应多检测几组浓度范围，保证在各种浓度范围内均有线性关系。

（七）焦锑酸钾沉淀钙离子沉淀法

组织细胞中的钙离子与焦锑酸钾结合形成在电镜下可见的电子致密颗粒。因此，电镜X射线微区分析细胞超微结构中钙离子的定位分布时，常用焦锑酸钾沉淀钙离子沉淀法制备样品进行分析。组织采用含有2%焦锑酸钾、3%多聚甲醛和1.25%戊二醛的固定液进行前固定，随后采用含有2%焦锑酸钾和1%锇酸的固定液后固定。其余步骤同常规电镜样品制备方法。

在进行样品制备的过程中需要注意：固定液内要避免含有重金属元素；固定液用0.01～0.02 mol/L冰醋酸配制；戊二醛与多聚甲醛混合后，倒入焦锑酸钾中，以免发生沉淀；染色一般不用铅和铀，避免加入不必要的元素。

三、电镜X射线微区分析在生物学和医学中的应用

（一）细胞学和组织学中的应用

细胞器微小结构的功能往往与其含有的元素有着密切的关系。如在细胞内钙库的研究中，用这一方法可以证实骨骼肌细胞中的肌浆网的终末池内含有高浓度的钙，认为它是骨骼肌细胞内的钙库。近年来，实验还证实了心房特殊颗粒、血小板两种颗粒及肾上腺髓质细胞内的嗜铬颗粒中都含有高浓度的钙，因此，人们认为这些分泌颗粒也是细胞内的钙库。X射线微区分析技术也可以为组织结构的研究提供有效的方法。

（二）生理学中的应用

电镜X射线微区分析还可以用于微量生理液体的元素分析。1992年，何小瑞等对大鼠微穿刺的肾小管尿进行分析，阐述了刺激脑内渗透压感受器能够抑制近曲小管中钠和氯的重吸收，促进远曲小管及其以后部位的钠、钾离子交换。目前，在生殖、泌尿、消化系统生理学中已广泛采用了这种分析方法。

（三）病理学中的应用

1987年，钟慈声等利用X射线微区分析技术分析了心肌梗死中心区线粒体中无定形电子致密物，证实其内不含有钙，认为这种致密物是由线粒体中的变性蛋白类物质形成的，与多年前学者的假设相吻合。国外很多人喜欢在皮肤上文身，研究发现，文身者的皮肤癌患病率大大超过未文身者。用能谱仪对采集的文身皮肤样品进行分析，在不同颜色的部位分别检测到Hg、Ti、Cl、Si等元素。

（四）卫生学中的应用

测定空气污染成分和组织中有害元素的沉积。日本某研究所研究了日本各地区迷路狗肺泡外来物的超微结构，应用能谱仪对这些狗肺组织中的外来物进行研究，发现有较高的Al、Si及较低的Cl、K、Ca和Fe存在。工人在生产钍元素的产品时发生钍中毒，在透射电镜下可以看到许多具有吞噬功能的细胞内含有一种特殊颗粒，经分析后证实是钍在细胞内的沉积。因此，证实了钍元素进入人体后的沉积对工人的健康造成影响。

小 结

在透射电镜基本样品制备技术超薄切片技术的基础上，通过与其他形态学技术相结合，先后发展出电镜免疫细胞化学技术、电镜酶细胞化学技术、电镜核酸原位杂交技术以及电镜X射线微区分析技术。这些技术的出现，使得人们在观察组织细胞超微结构改变的同时，可以观察到细胞内蛋白质、酶、核酸乃至元素的变化，通过这些细胞成分的改变可以分析细胞超微结构改变与细胞功能变化之间的关系，这将为更好地研究细胞的结构和功能，以及相关的机制提供可靠的实验数据。

电镜免疫细胞化学技术是利用抗原抗体特异性结合原理，在电镜下对组织细胞中的抗原进行定性和定位的方法，多采用标记的抗体来检测组织细胞内未知的抗原。胶体金颗粒具有性质稳定、形状规则、有固定大小、电子密度高、在电镜下易于分辨等特点，故常用胶体金标记抗体检测抗原。

电镜酶细胞化学技术就是利用细胞内酶的特异性细胞化学反应，形成不溶性的高

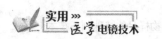

电子密度的沉淀物，通过电镜进行观察，进而明确酶在细胞内的定位。常用于检测一些细胞器的标志酶。需要根据检测酶的种类，调整固定时间长短以免损伤酶的活性。

电镜核酸原位杂交技术是在电镜下应用已知碱基序列并带有标记物的核苷酸探针与组织细胞中待测的核酸分子按碱基配对的原则进行特异性结合，形成杂交体。然后应用与标记物相应的检测系统，通过细胞化学或免疫细胞化学的方法在核酸原有位置上进行细胞内定位的技术。因其敏感性及特异性高，影响和干扰其实验结果的因素很多，极易出现假阳性结果，因此一定要通过多次实验进行验证，不能仅凭一次实验或一张电镜照片就下结论。

电镜X射线微区分析技术是利用电镜中具有一定能量的细聚焦电子束轰击生物样品的某一微小区域，使其内部各元素分别激发出不同能量或不同波长的特征X射线，通过检测特征X射线的能量和波长来确定微区中元素的性质，进行定性分析；通过检测特征X射线的强度来确定微区中各元素的含量，进行定量分析的技术，是一种利用物理方法解决化学问题的完美实例。通过这项技术，可对细胞内的元素进行定性和定量分析，进而了解超微结构改变和元素分布及含量变化的关系。

小　结

第七章 扫描电镜的生物样品制备技术

扫描电镜是利用扫描式电子束和二次电子成像，显示组织和细胞的三维结构形貌的电镜。由于其具有景深长、立体感强、放大范围广等特点，广泛用于观察生物样品表面及其断面的微细结构。与金属、矿物等材料样品不同，在生物医学领域，扫描电镜的观察效果很大程度上取决于样品制备技术。

第一节 扫描电镜的生物样品制备原则

一、样品的分类

用于扫描电镜观察的生物医学样品大致可以分为两大类：

一类是表面较为坚硬的样品，如骨、牙齿、指甲、昆虫的甲壳、贝壳等。这类样品的制备过程相对比较简单。只要在样品表面喷镀上一层金属物质，如金、铂、金铂合金等，即可在电镜下进行观察。

另一类是大多数较为柔软的样品，如各种组织、器官等。这类样品具有如下特点：

（1）含水量多，质地软，脱水干燥时易皱缩、变形。

（2）机械强度低，对电子束轰击的耐受力差。

（3）多由低原子序数的元素组成，导电性差，二次电子产率低。

（4）pH和温度均会影响生物样品的形态。

二、扫描电镜的生物样品制备原则

针对生物样品的特点，在进行扫描电镜的生物样品制备时，应掌握以下原则。

（1）操作时动作要轻柔，尤其注意不要造成样品表面的污染和损伤，尽可能保持生物样品的表面原貌。

（2）为了维持扫描电镜的真空度，防止对镜筒的污染，应经过脱水、干燥等过程去除样品内的水分。

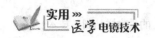

（3）在进行干燥处理时，要做到不变形、不损伤，保持其原有的微细结构。

（4）通过金属化处理增加样品的导电性，提高二次电子的产率。

第二节　扫描电镜的生物样品制备过程

一、常规扫描电镜生物样品的制备过程

扫描电镜的生物样品制备通常包括以下六大步骤：取材、清洗、固定、脱水、干燥、镀膜。

（一）取　材

扫描电镜观察的是样品的表面形貌，所以在取材时要特别注意不能损伤样品的表面；其次，取材的部位要准确，有方向性的样品要做好标记，如果方向反了，很可能在电镜下看不到需要观察的结构；最后，样品的大小要适宜，一般直径不超过10 mm，高度不超过3~5 mm。

（二）清　洗

由于生物样品表面往往覆盖有黏液、分泌物、组织液、血液、细胞碎片及药物反应沉淀物等，这就使样品的表面特征受到掩盖，所以必须设法清除，但不能损坏样品表面的形貌。方法主要有一般清洗法、超声清洗法、蛋白酶清洗法及离心清洗法。

1. 一般清洗法：对于黏附于一般组织表面的血液、黏液和其他分泌物，应选用生理盐水或配制固定液的缓冲液进行冲洗。

2. 超声清洗法：该方法适用于表面形态结构复杂、皱褶凹陷多而且在其中嵌有细小杂质，不易清洗的样品。一般选用15 000~25 000 Hz，30 s至15 min。

3. 蛋白酶清洗法：当样品表面覆盖蛋白黏液分泌物时，应采用胰蛋白酶或糜蛋白酶作用，使之变为易溶于水的颗粒，再用蒸馏水冲洗。注意酶的浓度和作用时间，以不损伤样品表面细节为佳。

4. 离心清洗法：游离细胞、微生物及其他微小生物样品的清洗，一般采用离心清洗法。通常4 000 r/min，离心3~5 min，重复离心3~4次即可。

（三）固　定

与透射电镜样品制备一样，为了把生物样品的微细结构和外部形貌真实地保留下来，样品必须进行固定处理，对柔软的组织尤为重要。另外，通过固定还可以使组织硬化，大大增强样品在干燥过程中耐受表面张力变化等物理作用的能力。同时，固定作用还能提高样品对镜筒内高真空和电子束轰击的耐受力。常用的固定剂主要是戊二醛和锇

酸，通常采用戊二醛-锇酸双重固定法（同超薄切片技术固定程序）。

1. 戊二醛

一般配制浓度为2%～4%，常用浓度为2.5%（pH 7.2～7.4）。戊二醛固定剂的特点是穿透力比较强，性能比较稳定，可凝固组织细胞中的蛋白成分，有利于组织坚硬，适用于较大的生物样品及器官灌流固定，应用普遍。醛类固定剂的缺点是不能增加样品的二次电子产率，对某些样品的穿透固定作用比较缓慢。

2. 锇酸

一般配制浓度为2%，常用浓度为1%（pH 7.2～7.4）。锇酸对糖原以外的所有成分几乎都有凝固作用，是进行超微结构研究的理想固定剂之一。锇酸属重金属盐类，其锇分子可以保留在固定后的超微结构成分上，具有增加反差的作用，所以可提高样品的二次电子产率和减少样品的充放电效应。缺点是易氧化，价格昂贵，而且其蒸汽对操作者的黏膜有一定的固定损伤作用。

（四）脱　水

为了保证金属镀膜装置和扫描电镜镜筒的真空度，防止样品在真空状态下损伤变形，样品需要进行脱水处理。扫描电镜制备样品所用的脱水剂以及脱水操作过程与透射电镜超薄切片技术基本相同，也是采用乙醇或丙酮进行梯度脱水法。

（五）干　燥

尽管脱水后，生物样品中所含水分已经被脱水剂取代，但样品中还含有脱水剂，甚至残留少量水分。为了进一步去除样品中的水分和脱水剂，需要进一步进行干燥处理。这是扫描电镜样品制备成败的关键。常用的干燥方法有：空气干燥法、真空干燥法、冷冻干燥法、临界点干燥法。

1. 空气干燥法

空气干燥法也称自然干燥法，就是把样品放到空气中自然干燥。方法很简单，但在干燥过程中容易引起样品发生收缩和变形，仅适用于表面比较坚硬、含水分极少的生物样品，对于大多数含水量多的样品，干燥效果不理想。

2. 真空干燥法

真空干燥法的干燥效果和空气干燥法相同，就是速度快一些。

3. 冷冻干燥法

冷冻干燥法是将新鲜固定的生物样品快速冷冻，然后将样品移至真空中，保持低温，使样品中的水分直接由冰升华为气体而达到干燥的目的。冷冻干燥法虽然效果较好，但是在冷冻过程中，样品会形成冰晶，造成结构损伤。

4. 临界点干燥法（critical point drying method，CPD）

自1969年开始使用临界点干燥法后，扫描电镜的样品制备质量大大提升。临界点干燥法目前被认为是最可靠的、理想的样品干燥法，已被广泛使用。该方法是利用物质在临界点时表面张力为零的特性，克服样品干燥过程中的变形，保持样品原状以达到干燥目的的方法。

物质是以固态、液态和气态三种状态存在的，又称为三种不同的相。物质的这三种状态是在一定的条件下存在的，当温度和压力发生改变时，它们之间可以互相转化。对于每一种物质来说，都有一个临界状态，又叫临界点，是指在密闭条件下，当温度和压力达到一定数值时，气体的密度等于液体的密度，气相与液相的界面消失，液体表面张力为零时的状态。此时的温度称为临界温度，此时的压力称为临界压力。

样品中水分的临界温度和临界压力太高，如果想要在临界状态下除去样品中的水分，这样的临界干燥仪在制造上要求太高，不容易做到。所以要用一种临界温度和临界压力都较低的溶剂作为媒介，先将样品中的水分置换出来，再对其进行临界点干燥就会容易得多。

液态CO_2、氟利昂、液氮的临界温度接近室温，临界压力也不太高，所以被用作中间置换液。液氮和氟利昂价格较贵，CO_2的价格低廉，较容易获得纯品，所以，目前多采用CO_2作为中间置换液进行临界点干燥，故又称作CO_2临界点干燥法。

在进行CO_2临界点干燥前，样品虽然经过脱水处理，但样品中仍含有乙醇或丙酮，由于乙醇或丙酮与CO_2的互溶性差，所以要先用一种与CO_2互溶性好的中间液来取代样品中的乙醇或丙酮，目前常选用醋酸异戊酯作为中间液。

CO_2临界点干燥法的操作过程：

（1）干燥前处理：包括取材、清洗、固定、脱水。

（2）中间液置换：醋酸异戊酯置换15～30 min，中间换液1～2次。

（3）放置样品：在样品篮内铺上一层滤纸，目的是防止CO_2注入样品室时污染样品，然后把样品放入不锈钢样品篮内，为了防止样品干燥，最好在样品篮内的滤纸上浸润醋酸异戊酯，将进液管道和样品室预冷，再将样品篮迅速放入样品室内。

（4）注入CO_2：打开干燥器进气阀门，向样品室内缓缓注入CO_2，CO_2量以达到容器的60%以上为好。此时，样品室内压力为60 kg/cm^2，稳定1～2 min后，关闭放气阀和进气阀。

（5）CO_2置换：将样品室温度调至15～20℃，室内压力为60～70 kg/cm^2，持续10～20 min，使样品中的醋酸异戊酯被液态CO_2置换。

（6）临界处理：使样品室的温度升高到35～40℃，室内压力逐渐升至90 kg/cm^2。此时，液态CO_2逐渐在临界条件下，由液态转变为临界状态，即液态和气态的界面完全消失不见，此过程持续5 min左右。

（7）放气取样：打开放气阀门，缓慢放出CO_2，当容器内的压力下降到30 kg/cm^{2}时，切断加热器，待样品室的温度降至室温或压力降为0以后，打开密封盖，取出样品。

临界点干燥后，样品呈完全干燥状态，颜色是白色的，非常脆，容易碎，需要迅速将样品粘贴到样品托上，进行镀膜处理。

（六）镀 膜

生物样品经过干燥处理后，其表面电阻率高，导电性能差，当接受电子束照射时，容易造成电子的堆积。这样就会在电子束轰击的样品部分表面形成负电荷区，对初级电子束产生排斥作用，改变样品本身的二次电子运动方向，从而在荧光屏上出现忽明忽暗、图像模糊不清等现象，此为充放电效应。此外，生物样品多是由原子序数低的元素构成，所以二次电子的产率低，并且不能耐受电子束轰击，难以得到理想的图像。鉴于上述情况，为了增强生物样品的导电性能，提高其二次电子的产率和耐受电子轰击的能力，需要对生物样品进行导电处理，主要包括金属镀膜法和组织导电法。

在进行镀膜前，需要用特制导电胶或其他代用品将样品粘贴在样品托上。常用的扫描电镜专用导电胶有两种，一种是以银粉混以低电阻树脂液制成；另一种是将石墨粉混以低电阻树脂液制成，二者均有商品出售。导电胶除能将样品牢牢粘贴在样品托上以外，还能够增加导电性能和减少充放电效应，是扫描电镜生物样品制备所必备的。

将样品粘贴在样品托上是一项十分精细的工作，需要做到：①既要粘贴牢固，又要保持观察面的清洁。②要保证观察面朝上，以利于电镜的观察。③样品干燥后易碎，要轻拿轻放。④粘贴样品后，要待导电胶干后再进行镀膜。

1.金属镀膜法

金属镀膜常用金、铂或金铂合金。一般有两种方法，真空喷镀法和离子溅射法。

（1）真空喷镀法：在真空的条件下，将金属加热到一定温度后，金属将以细颗粒形态向四周发射，在样品的表面形成一层薄膜。由于金属粒子向样品沉积具有方向性，只在样品面对喷镀源的一面才能镀有金属，这样不能形成完全覆盖样品表面的金属膜，因此，喷镀时一定要使样品缓慢地倾斜和旋转，使各个方向都有金属沉积。

（2）离子溅射法：离子溅射法的原理就是将需要喷镀的金属制成阴极靶，把样品放在阳极上，然后将容器内抽成真空，并通入一些惰性气体，如氩、氖、氮等。在阴极和阳极之间施加电场，惰性气体电离的阳离子会轰击阴极的金属靶，使金属原子溅射出来，在电场的加速下飞向样品。由于金属原子在前进过程中会不断地与惰性气体分子发生碰撞，从而改变方向，所以金属原子就可以弥漫地、均匀地沉积在样品表面。为了防止样品表面受损，获得更牢固均匀的金属镀膜，可在溅射金属前先溅射一层碳。镀膜后的样品就可以放到扫描电镜中观察了。

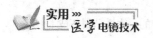

2.组织导电法

为了避免金属镀膜法由于抽真空和热辐射等因素给生物样品带来损伤，建立了不经金属镀膜的组织导电染色技术。常用的组织导电法有单宁酸-锇酸法、硫卡巴肼-锇酸法。

组织导电法就是利用金属盐类，特别是重金属盐类化合物，与生物组织内的蛋白质、脂类和淀粉进行化学结合反应，以达到样品表面离子化、增强样品导电性、防止组织变形损伤和增强样品对电子束轰击的耐受力。这是一种增加样品导电性能的方法，希望在不进行喷镀时也能不产生充放电现象，这样既可消除喷镀时热辐射对样品的变形影响，也可去除镀膜造成的对样品表面细节的遮掩。此外，经过组织导电处理还可使组织变得更加坚韧。样品经过这项技术处理后，即使不再进行临界点干燥和金属镀膜，也可进行扫描电镜观察。

二、其他扫描电镜样品制备方法

（一）血管铸型法

这是为了观察器官内血管系统复杂的立体构筑和分布情况而设计的方法。其具体操作如下：将凝固较慢的液体物质向管腔内注入，待其硬化成型后，利用腐蚀剂将组织去掉，使反映管腔真实情况的铸型样品裸露并保留下来，然后对铸型样品进行金属镀膜和扫描电镜观察。

（二）低电压观察法

有些样品特别薄，电子很容易透过且很少被吸收，所以在 $1 \sim 2\ kV$ 的低电压情况下不致形成严重的充放电现象。因此，此类样品可不经任何处理，直接进行低电压观察。但是低电压时电镜分辨率低，所以认为还是进行样品制备为好。

小　结

用于扫描电镜观察的生物医学样品大致可以分为两类：一类是表面较为坚硬的样品，如骨、牙齿等。这类样品只要在样品表面喷镀上一层金属物质，即可在电镜下进行观察。另一类是大多数含水量丰富、质地柔软的样品。针对这类样品，需要经过取材、清洗、固定、脱水、干燥和镀膜处理后，才能在扫描电镜下观察。

因为扫描电镜观察的是组织细胞的表面形貌，所以清洗这一步骤非常关键，针对不同的样品选择不同的清洗方法，目的只有一个，就是充分暴露组织细胞的表面结构，以利于观察。因为电镜要在高真空状态下进行工作，因此，干燥是决定扫描电镜样品制备成败的关键步骤，通常采用 CO_2 临界点干燥法进行干燥。

第三篇
组织细胞的超微结构

一沙一世界，

一花一天堂，

无限掌中置，

刹那成永恒。

——威廉·布莱克《天真的预言》

徐志摩 译

第八章 超微结构概述

随着科学技术的不断发展，人们对生物及疾病的认识也在不断深入。1761年意大利的解剖学家莫尔加尼（Giovanne Battista Morgagni）提出的器官病理学（organ pathology），是在肉眼观察的基础上，人类对疾病病理变化的认识。一个世纪之后，随着显微镜的发明和使用，1838—1839年，德国植物学家施来登（Mathias Schleiden）和动物学家施旺（Theodor Schwann）提出细胞学说，指出细胞是植物和动物结构与生命活动的基本单位。1855年，德国医生和病理学家魏尔肖（Rudolf Virchow）提出所有的细胞都是来自已有细胞的分裂，即细胞来自细胞，使细胞学说得以完善。细胞学说的提出论证了生物界的统一性和生命的共同起源。恩格斯将细胞学说与生物进化论、能量守恒和转化定律并列为19世纪的三大发明。1858年，德国病理学家魏尔肖创建了细胞病理学说，认为细胞结构和功能的变化和异常是一切疾病的基础，也就是说，疾病过程的核心在于细胞的变化。

20世纪30年代，电子显微镜问世，随后，超薄切片技术的建立，将人们对于病理的研究由组织细胞水平推进到亚细胞水平，进而研究疾病的发生发展规律，逐步形成了超微病理学。在电镜下，细胞内可见到许多细胞器，这些以细胞膜为界限的各种细胞器，是细胞代谢和细胞活动的形态支柱。它们分别进行着生化反应，行使各自的独特功能，维持细胞和机体的生命活动。细胞器的改变是各种病变的基本组成部分。超微病理学，又称为细胞器病理学（organelle pathology），是从组织细胞的超微结构水平来观察、分析以及研究疾病的发生发展规律的学科。要深入研究这一学科，我们就要了解它的发展轨迹。

与19世纪的显微镜相比，我们现在使用的普通光学显微镜基本上没有更多的改进。原因很简单，光学显微镜已经达到了分辨率的极限0.2 μm，也就意味着任何小于0.2 μm的结构在光学显微镜下是没办法识别出来的。

电子显微镜的发明为人们在显微镜下观察到小于0.2 μm的物体提供了可能。随着电子显微镜及相应样品制备技术的出现，人们能够观察到细胞及细胞器的超微结构改变，超微结构病理学逐渐发展起来。从广义上说，超微病理学不仅限于细胞器水平，还涵盖

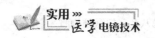

了分子水平的内容，即分子病理学，但是，如今通常所说的超微病理学主要指亚细胞病理学，即细胞器病理学。

一、超微病理学的作用

（一）病因学的研究

病毒是迄今为止人类认识的最小生命体，由于它们很小，仅有20～350 nm，所以只有依靠电镜才能对其进行直接观察。

（1）病毒性肝炎（viral hepatitis）：病毒性肝炎是一组由肝炎病毒引起的以肝实质细胞变性、坏死为主要病变的一种常见传染病。在人们对于引起病毒性肝炎的病原体的研究中，电镜发挥了重要作用，通过在电镜下直接观察到肝炎病毒，并对其进行分析，确定了病毒性肝炎的病因，并根据病毒的类型对病毒性肝炎进行分型。

（2）重症急性呼吸综合征（severe acute respiratory syndrome，SARS）：SARS是2003年由世界卫生组织命名的以呼吸道传播为主的急性传染病。科研人员通过电镜对SARS病毒形态进行分析，最后确定是冠状病毒。

（3）新型冠状病毒肺炎（novel coronavirus pneumonia，NCP）：2019年末出现的新冠肺炎肆虐全球，截至2021年底，全球累计确诊病例高达2.5亿人次以上，累计死亡病例亦高达500万人次以上。为了确认疾病的病原体，科学家们相继发现这种新型病毒呈现典型的冠状病毒形态，并确认新型冠状病毒（2019-nCoV）是引起NCP的病原体。后续科学家们通过扫描电镜和透射电镜相继对新型冠状病毒的形态进行观察和解析，为进一步明确该病毒的病原学特点提供依据。

（二）疾病发生发展规律的研究

（1）肿瘤发生学：通常经验丰富的病理医生可以通过光镜观察对大多数的肿瘤作出正确判断，但是由于肿瘤组织形态结构的复杂性，以及光镜放大倍数的限制，仍有少数难以作出正确判断的肿瘤，需要通过电镜观察微细结构进行诊断。此外，关于细胞凋亡与肿瘤发生之间关系的研究中，只有在电镜下才能够看到凋亡小体。

（2）艾滋病（AIDS）：人类免疫缺陷病毒（HIV）是引起艾滋病的致病因子。通过电镜对艾滋病的基本发病及致死机制进行研究，发现HIV主要感染人$CD4^+$T细胞。被感染细胞的抗原处理与递呈以及产生和分泌细胞因子的功能均明显下降。病毒对免疫细胞的损伤累积到一定程度之后，患者逐渐失去对微生物的免疫力，最终因反复发生或持续存在的各种机会性病原微生物感染而死亡。

（3）细胞器结构和功能关系的研究：当溶酶体内的水解酶由于某种原因不能消化细胞吞噬的物质时，将发生相应物质的堆积，形成各种贮积病，如糖原贮积病、脂质贮积病等。

（三）临床疾病诊断

传统的病理学诊断主要依靠在光学显微镜下对病变组织的观察和判断，尤其是免疫组织化学的发展，使病理诊断得到了长足的发展。但是，无论哪种技术都不是全能的，都具有一定的局限性。由于受到分辨率的限制，光镜只能在组织水平对病变进行观察，而不能在亚细胞水平乃至分子水平上进行观察。超微病理学的重要作用之一，就是从亚细胞水平，即细胞器水平观察分析病变组织细胞的改变。尤其适用于某些在组织水平上具有类似改变的疾病，可以通过电镜从细胞器水平观察分析病变组织细胞的改变，从而进行鉴别诊断，作为组织病理学的补充手段。

（1）肾脏疾病：肾小球疾病的诊断常规需要进行光镜、免疫荧光和透射电镜检查。透射电镜的检查可以弥补光镜分辨率低的缺陷，通过电镜观察肾脏各部分的微细结构，尤其是肾小球内各种结构的变化，判断是否有免疫复合物沉积以及沉积的部位等，对疾病的治疗和预后判断发挥了重要作用。

（2）血液疾病：毛细胞白血病（hairy cell leukemia）中毛细胞在光学显微镜下不容易辨别，但是在电镜下却可以清晰地观察到瘤细胞表面具有数量不等的细长毛状突起，这是毛细胞的典型特征，可以据此进行诊断。

（3）肿瘤：内分泌系统肿瘤尤其是弥散神经内分泌系统（APUD）细胞形成的肿瘤，肿瘤细胞质内一般均含有典型的神经内分泌颗粒，这种颗粒在光镜下看不到，但是在电镜下却清晰可见。此外，在光镜下，横纹肌肉瘤特别是低分化横纹肌肉瘤的组织形态是多种多样的，往往看不到典型的横纹结构，以致诊断困难。但是在电镜下观察，则经常能在细胞内检出典型的带有横纹的原始肌原纤维，进而确定诊断。黑色素瘤是起源于黑色素细胞（melanocyte）的较常见的肿瘤之一，其组织形态结构也是多种多样的，但一般可在肿瘤细胞内看到黑色素颗粒，这通常是确诊的重要依据之一。然而，在低分化的肿瘤细胞内，光镜下往往看不到黑色素颗粒，但在电镜下可以观察到典型的黑色素体（melanosome），根据这一特点，可以明确诊断。

二、超微病理学的局限性

（1）观察标本的范围小：不可否认，超微病理诊断在对一些疾病的鉴别诊断上有着独特的优越性，尤其在肾脏疾病的诊断上有着不可替代的作用。但是，由于取材标本小，观察范围受限，通常只能观察细胞的超微结构，包括细胞表面、细胞间关系及细胞器的改变等，却难以观察病变组织的全貌及与周围组织的关系状态，而这些在某些疾病的诊断中具有不可或缺的重要意义。

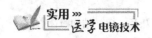

（2）设备所限：电镜设备价格昂贵，仪器操作和维护过程复杂，并非一般院校或医院所能普遍配置的。此外，电镜的样品制备操作步骤多，故不能普遍应用。

小　结

超微病理学就是在电镜下从组织细胞的超微结构水平来观察、分析以及研究疾病发生发展规律的学科。在疾病的病因学研究、发生发展规律研究以及临床诊断中发挥重要作用。尤其是在肾脏疾病的诊断中，透射电镜检查已经成为常规的检查项目。

因为取材的标本体积小，观察范围受限，仅能观察细胞内各种细胞器的改变以及细胞之间的关系，它可以作为光镜组织病理学的有益补充。电镜的昂贵价格以及样品制备技术的复杂性也限制了超微病理学的广泛应用。

第九章 细胞的正常超微结构及基本病变

细胞是生命活动的基本单位。在光学显微镜下，细胞结构可分为三部分，即细胞膜、细胞质和细胞核。在电子显微镜下，细胞质中可以看到由单位膜组成的膜性细胞器，如内质网、高尔基体、线粒体、溶酶体、过氧化物酶体等，以及微丝、微管、中间丝等骨架系统，细胞核中也可看到染色质、核仁等非膜性结构。因此，在电镜下，细胞的超微结构分为膜相结构和非膜相结构。

$$
细胞\begin{cases} 膜相结构：质膜、内质网、高尔基体、核膜、线粒体、溶酶体、过氧化物酶体 \\ 非膜相结构\begin{cases} 质相结构：核糖体、中心体、细胞骨架、胞质基质 \\ 核相结构：核仁、染色质（染色体）、核基质 \end{cases} \end{cases}
$$

第一节 细胞膜的正常超微结构及基本病变

一、细胞膜的正常超微结构

细胞膜（cell membrane）包括细胞外膜和细胞内膜。

细胞外膜：又称为质膜（plasma membrane），为包裹于各种细胞外表面的一层弹性薄膜。细胞外膜将细胞质与外环境分开，构成一道特殊屏障，使细胞有一个相对独立而稳定的内环境，并通过它使细胞与外环境保持着密切的联系，在细胞与外环境间进行物质、能量的交换，并在信息传导过程中起着十分重要的作用。

细胞内膜（intracellular membrane）：为位于细胞质内的一系列膜性结构，如线粒体膜、高尔基体膜、内质网膜、溶酶体膜及核膜等。细胞内膜将各种细胞器与胞质基质分隔开，用来执行各自不同的功能，又可以将各种不同功能的细胞器相互联系起来，在细胞合成、分泌等过程中起着重要的作用。

细胞外膜和细胞内膜统称为生物膜，具有基本相同的化学组成和结构。

（一）细胞膜的化学组成及分子结构

（1）化学组成：细胞膜主要由脂类、蛋白质和糖类组成。此外，还含有水、无机盐和少量的金属离子。

（2）分子结构：关于细胞膜的分子结构模型有很多种不同的学说，具有代表性的学说有：夹层学说、单位膜模型、流动镶嵌模型、晶格镶嵌模型、板块镶嵌模型以及脂筏模型。其中，1972年提出的流动镶嵌模型（fluid mosaic model）已被广泛接受。该学说认为生物膜是一种流动的、嵌有蛋白质的脂质双分子层结构。

从超微结构来说，在透射电镜下，细胞膜呈现三层结构，总厚度7.5～9 nm。内、外两层色暗，由蛋白质分子和脂类亲水端构成；中间层色浅，由脂类疏水端构成。这种"两暗一明"的三层式结构被称为单位膜（unit membrane）。

（二）细胞膜的特性

细胞膜具有两个明显的特性，即膜的不对称性（asymmetry）和膜的流动性（fluidity）。

（1）膜的不对称性：膜脂、膜蛋白及膜糖分布的不对称性，与膜功能的不对称性有密切关系。

（2）膜的流动性：膜脂与膜蛋白处于不断运动的状态，是保证正常膜功能的重要条件。

（三）细胞膜的功能

细胞要维持正常的生命活动，必须通过细胞膜从外界吸收营养物质，同时排出产生的代谢产物。细胞膜在细胞内外物质交换、信号传递以及细胞间相互作用等方面发挥着重要作用。其主要功能如下。

1. 调节运输（regulation of transport）

（1）离子和小分子物质的跨膜运输

①被动扩散：又称单纯扩散，最简单的一种物质跨膜运输方式，不需要消耗能量。

②膜蛋白介导的跨膜运输：细胞膜的选择通透性，只允许一小部分脂溶性的非极性的小分子自由通过，大的带电分子则需要由膜蛋白介导。膜蛋白可以介导被动运输、主动运输以及协同运输。

（2）大分子和颗粒物质的跨膜运输

①胞吞作用：又称入胞作用，是通过质膜的变形运动将细胞外物质转入细胞内。根据吞入物质的状态、大小及特异程度的不同，可分为三种方式。

a. 吞噬作用（phagocytosis）：细胞摄入直径大于1 μm的颗粒物质的过程。

b. 胞饮作用（pinocytosis）：细胞摄入可溶性物质或液体的过程。

c. 受体介导的内吞作用（receptor-mediated endocytosis）：细胞通过受体介导选择性高效摄取细胞外特定大分子物质的过程。

②胞吐作用：物质出胞作用方式，与胞吞作用过程相反。胞吐作用是细胞将分泌产生的激素、抗体、酶类以及未被消化的残渣等物质排出细胞的重要方式。

③膜的融合：在胞吞及胞吐的过程中，细胞膜面积发生改变。胞吐作用能将细胞内产生的各种物质排到细胞外或整合到细胞膜中；细胞膜也可以通过胞吞作用再回到细胞质中，还可以再整合到新的分泌囊泡中。胞吞和胞吐作用使细胞内膜和质膜不断地得到交换和更新，形成细胞的膜循环系统。

2. 功能定位与组织化（localization and organization of function）

细胞膜的另一个重要功能就是通过形成膜结合细胞器，使细胞的功能定位在一定的细胞结构并组成相互协作的系统。例如细胞质中的内质网、高尔基体等膜结合细胞器的基本功能是参与蛋白质的合成、加工和运输。溶酶体的功能是起消化作用，酸性水解酶主要集中在溶酶体。而线粒体的内膜主要功能是进行氧化磷酸化，与该功能有关的酶和蛋白复合体集中排列在线粒体内膜上。

3. 信号的检测与传递（detection and transmission of signal）

细胞通常通过细胞膜中的受体蛋白从环境中接收化学信号和电信号。细胞膜中具有各种不同的受体，能够识别并结合特异的配体，进行信号传递，引起细胞内的反应。如细胞通过质膜受体接收的信号决定对糖原的合成或分解。膜受体接收的某些信号则与细胞分裂有关。

4. 参与细胞间的相互作用（intercellular interaction）

在多细胞的生物中，细胞通过质膜进行细胞间的多种相互作用，包括细胞识别、细胞黏着、细胞连接等。如动物细胞可通过缝隙连接，进行相邻细胞间的通信，这种通信包括代谢偶联和电偶联。

5. 能量转换（energy transduction）

细胞膜的另一个重要功能是参与细胞的能量转换。膜能够将化学能转换成可直接利用的高能化合物ATP，这是线粒体的主要功能。

（四）细胞膜的特化结构和功能

上皮细胞具有极性，常在其游离面、侧面和基底面形成与功能相适应的特化结构。

1. 细胞侧面的特化结构

细胞连接（cell junction）是细胞侧面相互连接处局部质膜形成的特化结构，用以加强细胞间的机械连接，维持组织结构的完整性和协调性。

（1）紧密连接（tight junction）：又称闭锁小带，位于上皮细胞近管腔面，呈带状或点状，电镜下呈一条点线。有封闭细胞间隙及机械性连接的作用。

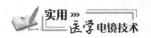

（2）黏着小带（zonula adherens）：又称中间连接（intermediate junction），位于紧密连接下方，呈带状或点状，除有黏着作用外，还有保持细胞形状和传递细胞收缩力的作用。

（3）桥粒（desmosomes）：又称为黏着斑（macula adherens），可以将细胞机械地黏着在一起。电镜下呈斑点状或纽扣状，常位于黏着小带的深部。连接处相邻细胞间隙宽20～30 nm，其中有低电子密度丝状物；细胞间隙中央有一条与细胞膜相平行而致密的中间线。桥粒是一种非常牢固的细胞连接，在皮肤、食管等容易摩擦部位的复层扁平上皮中多见。

在上皮细胞，桥粒与黏着小带、紧密连接，共同形成连接复合体（junctional complex）。

（4）缝隙连接（gap junction）：又称融合膜（nexus），散在分布于相邻细胞之间，是动物细胞间最普遍存在的一种细胞连接。其功能是细胞黏合和细胞通信。连接处相邻细胞膜高度平行，细胞间隙仅约3 nm，内有许多间隔大致相等的连接点。

2. 细胞游离面的特化结构

（1）微绒毛（microvilli）：多位于上皮细胞的游离面，是细胞表面向外伸出的微细指状突起。微绒毛直径0.1 μm，表面为细胞膜，内为细胞质；胞质中含有许多纵行的微丝。微绒毛扩大了细胞的表面积，有利于细胞的吸收功能。因此，在吸收功能活跃的上皮细胞表面有许多较长的微绒毛，且排列整齐，如光镜下所见的小肠上皮细胞的纹状缘（见图9-1）、肾小管上皮细胞的刷状缘。

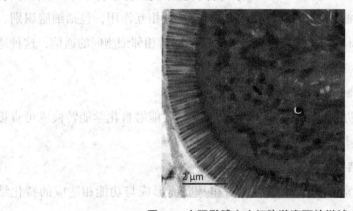

图9-1 小肠黏膜上皮细胞游离面的微绒毛

（2）纤毛（cilia）：多位于呼吸道上皮和男女生殖管道某些部位的上皮细胞表面，是上皮细胞顶端伸出的能摆动的细长突起。纤毛长5～10 μm，直径0.2～0.5 μm；分为顶端、主杆、基体三部分；具有节律性定向摆动的能力。电镜下可见纤毛表面为细胞膜，内为细胞质，中央有两条纵向排列的单独的微管，周围有9组纵向排列的二联微管，形成"9+2"结构（见图9-2）。

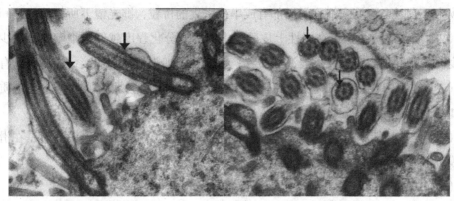

纵断面　　　　　　　　　　　　横断面

图9-2　气管上皮细胞游离面的纤毛

（3）静纤毛（stereocilla）：位于附睾上皮、嗅上皮支持细胞、耳蜗感觉细胞。静纤毛长短、粗细不等，底部可分叉；不能运动，但对物质的分泌和吸收起主要作用。

3.细胞基底面的特化结构

（1）质膜内褶（plasma membrane infolding）：上皮细胞基底面的细胞膜折向胞质所形成的许多内褶。质膜内褶常见于液体及离子交换频繁的上皮细胞，如肾小管上皮细胞、胃底腺壁细胞等。质膜内褶增加了细胞表面作用面积，有利于物质吸收。

（2）半桥粒（hemidesmosome）：位于上皮基底层细胞与基膜相邻的基底部，为半个桥粒结构，可将细胞铆在基膜上，并可承受机械压力。

二、细胞膜的基本病变

细胞膜位于细胞的最表面，与细胞外环境直接接触，往往最先受到外界损伤因子的侵害，导致结构的损坏，然后再累及细胞质和细胞核。

（一）细胞膜破损

细胞膜最常见的病变就是膜破损，表现为多少不等、大小不一的破孔或缺损。电镜下可见线样膜性结构中断；破损处有大小不等的囊泡；细胞膜呈螺旋状或同心圆状卷曲。细胞膜破损可导致细胞内容物外溢，水分进入细胞内使细胞肿胀、细胞器及核改变，最后导致细胞死亡。导致细胞膜破损的原因有化学性物质（脂溶性负离子物质）、生物性毒素、免疫反应、缺氧、重金属离子中毒及反复机械性挤压等。

（二）细胞顶端水肿（apical edema）

病变细胞的顶端部分胞膜呈疝状膨出的现象。见于细胞非特异性损伤伴能量代谢障碍。

（三）细胞连接的病变

（1）细胞连接增多及分布异常：在角化棘皮瘤时，棘细胞间的桥粒增多。在鳞状

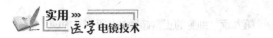

细胞癌中，有时也可见癌细胞间局部有成串或密集的桥粒，即光镜下所见的细胞间桥。

（2）细胞连接减少：在恶性上皮肿瘤中，肿瘤分化程度越低，细胞连接越少。分化程度低的恶性肿瘤容易发生浸润和转移，可能和癌细胞间缺少连接，容易分离有关。

（3）细胞内连接：细胞连接一般只出现在细胞间，但是偶尔也可在细胞质内看到，如细胞内桥粒。

（4）异常的细胞连接：正常人体关节滑膜细胞间不出现细胞连接，但是在滑膜炎和滑膜肿瘤时，细胞间可出现细胞连接。

（四）微绒毛的病变

（1）微绒毛增多：表现为细胞表面微绒毛化。其原因为受到促分裂因子的作用，或细胞发生恶性转化。可见于肿瘤细胞表面。

（2）微绒毛减少：脂性腹泻的糖尿病患者、胰腺功能不全的患者，其肠道黏膜吸收细胞表面的微绒毛减少；未分化的肝癌细胞表面缺少微绒毛。

（3）微绒毛气球样肿胀及融合：可见于霍乱患者的肠黏膜，或高剂量X射线照射后的肠道黏膜细胞。

（五）纤毛的病变

（1）纤毛增生：表现为纤毛的数量增多，见于胚胎性细胞及退分化细胞。

（2）纤毛缺失或减少：见于长期吸烟、废气SO_2刺激、慢性炎症、维生素A缺乏及细胞恶变时。

（3）纤毛发育异常：见于肺癌、鼻咽癌、卵巢乳头瘤。可表现为纤毛变短变粗；双联微管数目增加（如10+2）；双联微管数目减少（如8+2）；双联微管排列紊乱。

（4）纤毛肿胀：在肺炎双球菌或支气管败血博代氏菌感染时，纤毛的胞质呈泡状肿胀，远端膨大呈乒乓球拍状。

（5）复合纤毛：又称巨纤毛（giant cilia）。因多根纤毛融合而成或因发育异常，纤毛粗大，但是不能摆动。

（6）纤毛易位：纤毛易位于胞质内，并呈现出与纤毛发育异常相同的改变。

第二节 细胞核的正常超微结构及基本病变

细胞核（nucleus）是遗传信息的载体，细胞的调节中心，其形态随细胞所处的周期阶段而异，通常以间期核为准。人体的细胞除了成熟的红细胞外，均有细胞核。细胞核由核膜、核仁、染色质和核基质组成。

一、细胞核的正常超微结构

（一）核膜（nuclear membrane）

核膜，又称核被膜（nuclear envelope），电镜下结构组成为外核膜（outer nuclear membrane）、内核膜（inner nuclear membrane）、核间隙（perinuclear space）、核孔（nuclear pore）（见图9-3）。

（1）外核膜：核膜中面向胞质的一层膜。其上常有不规则中间纤维和核糖体附着，常与粗面内质网相连。

（2）内核膜：面向核质的一层膜。内表面常附有核纤维板，电镜下呈电子密度深染的致密层，可与核内染色质相结合。

（3）核间隙：位于内、外核膜间的20~40 nm的间隙，可与内质网池相通。

（4）核孔（nuclear pore）：内、外核膜融合产生的圆环状结构，为核质与胞质之间物质交换和互相作用的通道。核孔的结构相当复杂，是由一组蛋白质颗粒以特定的方式排布形成的结构，它可以从核膜上分离出来，被称为核孔复合体。核孔上存在能识别RNA或与之结合的蛋白质的特异受体。作为核质与胞质间交通的孔道，核孔数目因细胞类型和功能而异，多者可占全核表面积的25%；据估算，在肝细胞核上约有2 000个核孔。

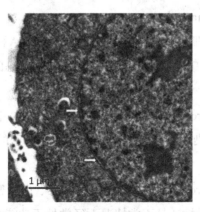

图9-3 细胞核膜

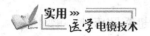

（二）核仁（nucleolus）

核仁通常为一个或一个以上，圆形或卵圆形（见图9-4）。在蛋白合成活跃或生长旺盛的细胞中，核仁多且大；在肌肉细胞等不具备蛋白质合成能力的细胞中，核仁体积小。核仁在细胞核中的位置通常不固定，可位于任何部位，但是在生长旺盛的细胞，核仁多靠近核膜内侧，称为核仁边集，有利于核内外物质交换。核仁的主要化学成分是RNA、DNA、蛋白质和酶类等。

核仁是一种无膜包被的海绵状网络结构，由纤维中心、纤维成分和颗粒成分三部分组成，是rRNA合成和核糖体亚基装配的场所。

（1）纤维中心（fibrillar center）：位于核仁中央部位的浅染的低电子密度区域，为DNA袢环。

（2）纤维成分（fibrillar component）：核仁内电子密度最高的区域，深染致密纤维状，位于浅染区周围，直径5~10 nm，含有正在转录的RNA分子。

（3）颗粒成分（granularcomoponent）：位于核仁外周的致密颗粒，直径15~20 nm。

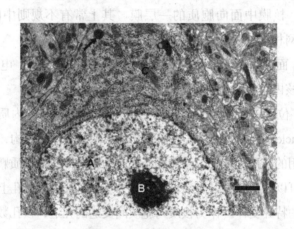

图9-4 核仁（B为核仁）

（三）染色质（chromatin）

染色质是遗传物质在细胞中的存储形式，主要为DNA和组蛋白，也有少量的RNA与非组蛋白。根据间期核中染色质螺旋化程度以及功能状态的不同，可分为常染色质和异染色质（见图9-5）。

（1）异染色质（heterochromatin）：电镜下为深染、电子密度高、大小不等的颗粒或团块，无膜包绕。异染色质是DNA螺旋结构比较紧密的部分，其DNA转录活性较低，功能不活跃。

（2）常染色质（euchromatin）：电镜下为浅染、电子密度低、染色均匀的细颗粒结构。常染色质具有转录活性，是正常情况下经常处于功能活性状态的染色质，能活跃地进行复制和转录。

从生化角度看，异染色质不具有遗传活性，相反，常染色质则大部分具有遗传活性。一般而言，大而淡染的核（异染色质少）提示细胞活性较高，小而深染的核（异染色质较多）则提示细胞活性有限或降低。

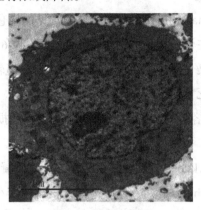

图9-5　核内染色质

（四）核基质（nuclear matrix）

核基质是指除核膜、染色质和核仁以外的一个精密的网架系统。

二、细胞核的基本病变

（一）核体积的改变

细胞核体积的大小可以反映核的功能活性状态。核增大可见于增生活跃的细胞、恶性肿瘤细胞、发生了细胞水肿的细胞。细胞水肿导致的核增大，又称变性核肿大。核变小说明细胞功能下降或细胞受损。

（二）核形态的改变

光学显微镜下，各种细胞大多具有各自形状独特的核，可为圆形、椭圆形、梭形、杆形、肾形、印戒形、空洞形以及奇形怪状的不规则形等。在电镜下由于切片极薄，核的切面可以多种多样，但均非核的全貌。核的多形性和深染，尤其多见于恶性肿瘤细胞，称为核的异型性（atypia）。正常时，核也可变形，如血管内皮细胞收缩时核形态的改变。

（三）核膜的改变

（1）核突：核表面有呈锤、结节、棒状的突起，有蒂；表面为核膜，内有核质。

（2）核袋：核被膜下陷而成。见于恶性肿瘤、白血病、染色体畸形。

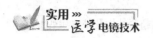

（四）核孔的改变

（1）数量增多：见于肿瘤细胞、幼稚细胞。

（2）数量减少：见于成熟细胞、衰老细胞。

（五）核染色质的改变

核染色质边集（chromatin margination）是较常见的染色质变化，表现为染色质呈不规则的团块状集中分布在核的周边，即内核膜下（见图9-6）。常见于缺血、X射线照射和病毒感染时。轻度的染色质边集可能还是可逆性的，但较明显的染色质边集乃是不可逆的病变，常导致细胞死亡。

核固缩、核碎裂、核溶解均为细胞核和细胞不可逆性损伤的标志，提示活体内细胞坏死或死亡。

（1）核固缩（karyopyknosis）：核体积变小，染色质凝聚。

（2）核碎裂（karyorrhexis）：染色质边集，核逐渐变小，最后裂解为若干致密浓染的碎片。

（3）核溶解（karyolysis）：变得致密的结成块状的染色质最后完全溶解消失。核溶解可独立进行。

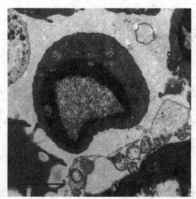

图9-6 核染色质边集

（六）核仁的改变

（1）核仁肥大，数量增多（见图9-7）：形成胞质内核糖体的前体物质增多，也是蛋白质合成机能旺盛的标志之一。多见于新生的细胞、功能旺盛的细胞、胚胎细胞以及恶性肿瘤细胞。

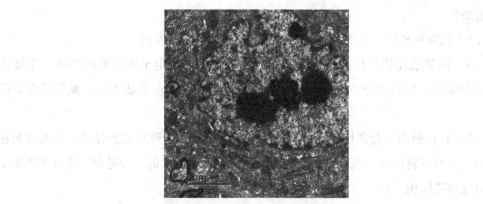

图9-7 核仁数量增多

（2）核仁边集：核仁一般位于细胞核中央，有时可见核仁紧邻核膜，称为核仁边集（见图9-8）。有利于核仁物质和胞质的交换，是蛋白质合成功能旺盛的标志之一。常见于肿瘤细胞，特别是恶性肿瘤细胞。

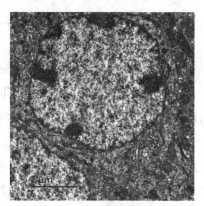

图9-8 核仁边集

（3）海绵状核仁：多见于合成活性升高的细胞（见图9-9）。

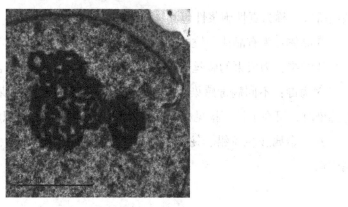

图9-9 海绵状核仁

（4）高颗粒性核仁：由海绵状核仁转化而来，主要由颗粒成分组成，多见于炎症

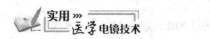

和肿瘤细胞。

（5）低颗粒核仁：表现为核仁的纤维成分多，电子密度低。

（6）圈状或壳状核仁：核仁呈圈状或壳状，中心为电子密度低的核质，主要由纤维成分组成，颗粒成分少。这是核仁的一种退变，核蛋白合成受阻，见于活性低的细胞。

（7）核仁解离（分离性核仁）：核仁内的纤维成分与颗粒成分分开。常表现为在核仁的上面形成新月形、半球形或帽状的团块。这也是核仁的一种退变，常见于药物中毒和致癌物质作用之后。

由此可见，核仁的大小和（或）数量的多少常反映细胞的功能活性状态。大和（或）多的核仁是细胞功能活性高的表现，反之则细胞功能活性低。

（七）核内包涵体（intranuclear inclusions）

在某些细胞损伤时，可见核内出现各种不同的包涵物，可为胞浆成分，如线粒体、内质网碎片、溶酶体、糖原颗粒、脂滴等，亦可为非细胞本身的异物，但以前者最常见。

（1）假性包涵体：系一部分胞质向核内膨出所致。胞质成分隔着核膜向核内膨突，以致在一定的切面上看，似乎胞质成分进入核内，但实际上其周围有核膜包绕，将其与核质分开，其内可含有胞质内结构，这些胞质内结构常呈变性改变，如出现髓鞘样结构、膜碎裂等。

（2）真性包涵体：可为排列非常规则的结晶样结构、小泡、同心圆板层小体、小管状或细丝状结构，位于染色质之间，游离于核中，无膜包绕。

①糖原：聚集成团或分散分布，是细胞内合成的。

②脂滴、线粒体、溶酶体：见于有丝分裂末期，胞质成分被封入形成中的子细胞核内所致，称为真性胞浆性包涵物。

③晶体：为有晶体条纹的蛋白质（见图9-10）。

④纤维：为成束的微丝，见于细胞损伤时（见图9-10）。

⑤病毒：不同病毒感染，包涵体的结构特点不同。在某些病毒性疾病，如DNA病毒感染时，可在电镜下检见核内病毒颗粒，病毒颗粒可聚积成较大集团。

⑥重金属颗粒（铅、铋）：电子密度高的结构，圆形、丝状或颗粒状，见于重金属中毒。

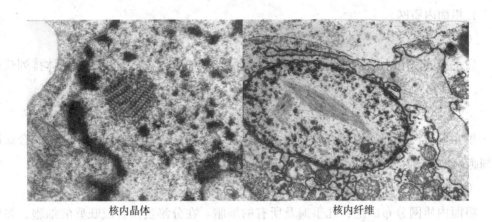

核内晶体 核内纤维

图9-10 核内包涵体

第三节 细胞质的正常超微结构及基本病变

细胞质中包括内质网、高尔基体、线粒体、微体、溶酶体、核糖体等各种细胞器；细胞骨架（微管、微丝、中间丝）；内含物（糖原、脂滴、分泌颗粒）以及胞质基质。

（一）核糖体（ribosome）

1. 结构

没有单位膜的电子致密小颗粒，直径15～25 nm。游离在细胞基质中的核糖体称为游离核糖体；附着在内质网膜上的核糖体称为附着核糖体。

2. 功能

细胞内蛋白质生物合成的场所。

3. 超微病理

（1）多聚核糖体解聚：细胞受损后，多聚核糖体会分解为单个核糖体。解聚后的核糖体失去了合成蛋白质的功能。

（2）游离核糖体增多：在某些病理条件下，如中毒时，核糖体会从粗面内质网上脱落，导致游离核糖体增多，附着核糖体减少。

（二）内质网（endoplasmic reticulum，ER）

由单位膜包围、相互连续及封闭，呈囊状、管状和泡状的三维网状结构。内质网所包围的空间称为内质网腔。

根据内质网上是否附有核糖体，将内质网分为两类：粗面内质网（rough endoplasmic reticulum，RER）和滑面内质网（smooth endoplasmic reticulum，SER）。

1.粗面内质网

（1）结构

扁平膜囊状、小管状或囊泡状结构。膜的外表面有核糖体附着。核糖体排列疏密不一，排列形状多样化（见图9-11）。

（2）功能

粗面内质网在细胞生物合成中起主要作用，参与合成分泌蛋白质、膜脂的合成以及细胞内物质的运输。

（3）分布

粗面内质网分布广泛，几乎遍及所有的细胞。在分泌蛋白合成旺盛的细胞，如胰腺细胞、肝细胞、神经元以及浆细胞中特别丰富。在未分化或分化程度低的细胞中，粗面内质网不发达；在分化程度低、生长迅速的肿瘤细胞中数量也少。内质网的分布及发达程度可作为反映细胞功能状态和分化程度的一个指标。

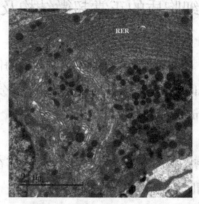

图9-11　粗面内质网（RER）

（4）超微病理

①粗面内质网增多、密集、增长、伴有小池扩张：见于蛋白质合成及分泌活性高的细胞，如浆细胞、胰腺腺泡细胞、肝细胞等；再生细胞和病毒感染时，粗面内质网增多。

②粗面内质网减少：在萎缩的细胞（如饥饿时）以及有某种物质贮积的细胞中，粗面内质网萎缩、数量减少。

③粗面内质网扩张及囊泡化：在由各种原因引起的细胞变性和坏死过程中，粗面内质网池常出现扩张。较轻的和局限性的扩张只有在电镜下才能窥见，重度扩张时在光学显微镜下可观察到空泡形成。

④粗面内质网脱颗粒：附着于粗面内质网上的核糖体并不是固定不变的，而是可以随着细胞功能状态的不断变化不断附着或不断脱落。在一些病理条件下，粗面内质网

膜上的核糖体呈不同程度的脱落，如肝细胞中毒时。

⑤核糖体板层复合体（ribosome lamellae complex）：成筒状，长2～5 μm或10～13 μm，直径0.5～1 μm。横断面呈同心圆层状结构。板层间夹以核糖体，中心可有线粒体、内质网、溶酶体等。多见于毛细胞白血病、恶性淋巴瘤、慢性淋巴细胞白血病等，对于毛细胞白血病有特殊诊断意义。

⑥同心性膜性小体：又称同心性板层状小体。可见于正常无病变细胞。以粗面内质网脱颗粒形成的同心性板层小体最常见。最终可成为髓样结构。

⑦池内隔离（intracisternal sepuestration）：粗面内质网局部扩大，形成的池内含有突入或游离的胞浆成分，有时池内可被多个小泡充满，如囊泡变（见图9-12）。池内隔离，是粗面内质网膜陷入池内，所以核糖体位于囊泡的内表面；而囊泡变时，核糖体位于囊泡的外表面。池内隔离多见于病理条件下的细胞，如饥饿的肝细胞、衰老细胞、被挤压的细胞以及蛋白质缺乏的细胞。池内隔离是自噬体形成和细胞重建的重要方式之一。

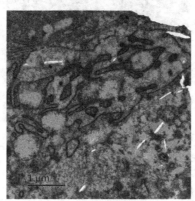

图9-12 池内隔离

⑧内质网内的包涵物：内质网内可见糖原、蛋白质和脂质。

2. 滑面内质网

（1）结构

分支管状或囊状的膜结构，没有核糖体附着。小管直径50～100 nm。

（2）功能

合成类固醇激素；参与脂类代谢；参与糖原代谢；参与药物代谢和细胞解毒；参与离子调节。

（3）分布

在肝细胞中，滑面内质网比较丰富，这与肝细胞的解毒功能有关；在睾丸间质细胞、肾上腺皮质细胞中，也含有较多的滑面内质网，参与合成类固醇激素；在平滑肌和横纹肌细胞中，滑面内质网特化为肌浆网，释放和回收钙离子。

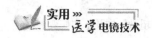

（4）超微病理

①滑面内质网增生（见图9-13）：细胞受损时，粗面内质网上的核糖体颗粒脱落可以转化为滑面内质网，使滑面内质网数量增多。也可由滑面内质网自身增生而形成。滑面内质网增生是细胞对药物及毒物转化时出现的适应性改变。许多成瘾药物和嗜好品，如巴比妥类药物、吸毒、嗜酒等，可导致肝细胞滑面内质网的增生；长期服用口服避孕药、安眠药、抗糖尿病药等也能导致同样后果。在生理状态下，随着细胞功能的升降，滑面内质网的数量也呈现相应改变，但亦可出现完全相反的情况。在某些疾病（如淤胆）时，从形态结构上看，肝细胞中滑面内质网显著增生，但其混合功能氧化酶的活性反而下降，这实际上是细胞衰竭的表现。

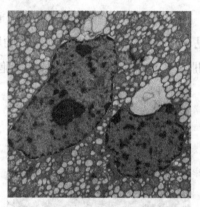

图9-13　滑面内质网明显增生

②同心性膜性小体：又称糖原小体（glycogen body），由滑面内质网围成，也可由滑面内质网夹以糖原颗粒围成。

（三）高尔基复合体（golgi complex）

1. 结构

数层平行排列的高尔基扁平囊，多呈同心圆弯曲，形成一个凸面，一个凹面；大泡位于扁平囊的凹面、小泡位于扁平囊的凸面（见图9-14）。

2. 分布

高尔基复合体的形态结构与分布状态在不同细胞中差异较大，多与细胞的生理状态和功能有关。在大多数细胞中呈分散状。在胰腺细胞、甲状腺细胞、肠上皮黏液细胞中常分布在接近细胞核的细胞的一极；在肝细胞内则沿着胆小管分布。

3. 功能

高尔基复合体与细胞的分泌和蛋白质分选等功能有关。由粗面内质网合成的蛋白质输送到此，经加工装配形成分泌颗粒，分泌到细胞外，例如肝细胞合成的白蛋白和脂蛋白即按此方式形成和输出。

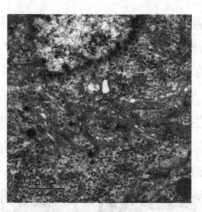

图9-14 高尔基体

4. 超微病理

（1）高尔基复合体肥大：高尔基复合体肥大见于细胞的分泌物和酶的产生旺盛时。巨噬细胞在吞噬活动旺盛时，可形成许多吞噬体，高尔基复合体增多并从其上断下许多高尔基小泡。

（2）高尔基复合体萎缩：在各种细胞萎缩时，可见高尔基复合体变小和部分消失。

（3）高尔基复合体损伤：多表现为扁平囊的扩张以及扁平囊、大泡和小泡崩解。

（4）高尔基复合体扩张：通常是指高尔基复合体的扁平囊泡腔变宽，电子密度变低，层与层之间排列错乱。

（四）线粒体（mitochondrion）

线粒体是在1894年由德国生物学家Altmann首先在动物细胞中发现的，命名为生物芽体。1897年，Benda将它命名为线粒体。除细菌、蓝绿藻和成熟红细胞以外，所有的真核细胞都有线粒体。线粒体是细胞中能量供给的场所，细胞生命活动所需能量的80%由线粒体提供。

1. 结构

线粒体是由双层膜包围的封闭囊状细胞器，其形态是不断变化的，一般呈圆形或卵圆形，有时也可呈细长的线状。其横径比较一致，一般为0.5~1.0 μm；长径变化较大，可达2~5 μm，在骨骼肌细胞中，有时可达8~10 μm。线粒体共包括四部分：外膜、内膜、外腔和内腔。

（1）外膜：线粒体最外层所包绕的一层单位膜。厚约5~7 nm。外膜表面有许多酶系，其中，单胺氧化酶是外膜的标志酶。

（2）内膜：内膜也是一层单位膜，厚约4.5 nm。内膜向管腔内凹陷形成许多嵴（cristae），增加内膜面积。嵴是识别线粒体的重要标志，有板层状嵴和管泡状嵴两种形态（见图9-15）。绝大多数细胞的线粒体嵴为板层状。管泡状嵴多位于少数分泌甾类激素的内分泌细胞中，如肾上腺皮质细胞、黄体细胞和睾丸间质细胞。内膜蛋白质含量高，包括进行电子传递的呼吸链、ATP合成酶、调节代谢产物出入基质的特殊载体蛋白。标志酶是琥珀酸脱氢酶和细胞色素氧化酶。

（3）外腔：位于内膜与外膜之间的空腔。标志酶是腺苷酸激酶。

（4）内腔：由内膜直接包围的空腔，内含基质。基质中含有各种酶类、线粒体DNA、线粒体核糖体、线粒体mRNA和tRNA。在基质中还有直径为50 nm的基质颗粒。基质的标志酶是苹果酸脱氢酶。

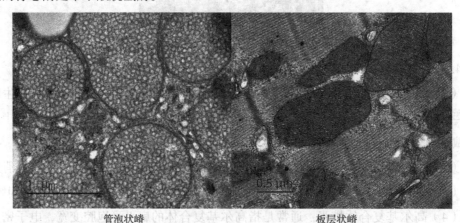

管泡状嵴　　　　　　　　板层状嵴

图9-15　线粒体（管泡状嵴、板层状嵴）

2. 功能

线粒体具有独立的蛋白质合成体系，是一个半自主性细胞器。线粒体是进行生物氧化的主要场所，三羧酸循环、呼吸链电子传递和氧化磷酸化等产能过程均在线粒体内进行。

3. 分布

线粒体的分布随细胞的不同而异，其分布特点与细胞的功能密切相关。一般来说，在生理活动旺盛的细胞比不旺盛的细胞数目多，如肝细胞中有2 000个左右，精子细胞中有25个左右。线粒体一般较多聚集在生理功能旺盛、需要能量供应的区域，如在肌细胞中，线粒体纵向分布在肌原纤维之间；在精子尾部中段呈螺旋排列；在肾小管上皮细胞中呈极性排列；在肝细胞中均匀分布。

4. 超微病理

线粒体是对各种损伤最为敏感的细胞器之一，在细胞损伤时最常见的病理改变可概括为线粒体数量、大小和结构的改变。

（1）增生及减少：线粒体的平均寿命约为10 d。衰亡的线粒体可通过保留的线粒体直接分裂予以补充。线粒体增生是线粒体数量的增多。在病理状态下，线粒体增生实际上是对慢性非特异性细胞损伤的适应性反应或细胞功能升高的表现，例如心瓣膜病时的心肌线粒体、周围血液循环障碍伴间歇性跛行时的骨骼肌线粒体的增生现象。线粒体数量减少则见于急性细胞损伤时线粒体崩解或自溶的情况下。慢性损伤时，由于线粒体逐渐增生，故一般不见线粒体减少，有时甚至反而增多。此外，线粒体的减少也是细胞未成熟和（或）去分化的表现。

（2）肥大：线粒体的体积增大，基质电子密度正常，嵴的数量正常或有增加，排列也正常。线粒体功能性的肥大可见于孕期的子宫平滑肌细胞代偿性肥大时。此外，在高血压心脏病代偿期，心肌细胞肥大，心肌细胞线粒体也肥大。线粒体的增大有时是器官功能负荷增加引起的适应性肥大，此时线粒体的数量也常增多，见于器官肥大时。反之，器官萎缩时，线粒体则缩小、变少。

（3）固缩：线粒体变小，基质变深，嵴紊乱有趋向融合者。固缩的线粒体功能降低或丧失，最后将被清除。心力衰竭时，心肌细胞内多出现线粒体固缩。此外，在肝炎、饥饿状态、凝固性坏死组织及肿瘤细胞内也常见线粒体固缩，这可能与基质脱水有关。

（4）肿胀及空泡变：线粒体最常见的超微病理改变。多见于缺血、缺氧、药物、毒物以及一些理化因素损伤时。轻度肿大有时可能为功能升高的表现，较明显的肿胀则为细胞受损的表现。但只要损伤不严重、损伤因子的作用时间短，线粒体肿胀仍可恢复。

线粒体肿胀根据线粒体的受累部位可分为基质型肿胀和嵴型肿胀两种类型，以基质型肿胀最为常见。

基质型肿胀时，线粒体变大变圆，基质变浅、嵴变短变少甚至消失（见图9-16）。在极度肿胀时，线粒体可转化为小空泡状结构。此型肿胀为细胞水肿的改变之一。光学显微镜下所谓的水肿细胞中所见的细颗粒即为肿大的线粒体。

嵴型肿胀较少见，肿胀局限于嵴内隙，使扁平的嵴变成烧瓶状乃至空泡状，而基质则更显致密。嵴型肿胀一般为可逆性，但当膜的损伤加重时，可经过混合型而过渡为基质型肿胀。

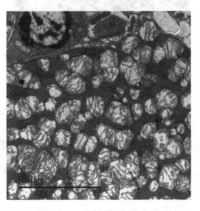

图9-16　线粒体肿胀空化

（5）线粒体内灶性絮状致密化改变：在基质内，可见到电子致密的无定形絮状物质，边界不清，大小不一，往往预示细胞的不可逆改变，为早期坏死的亚细胞结构特征之一。

（6）线粒体嵴的改变：一般线粒体的嵴为板层状或管泡状。在病理情况下，嵴可出现以下改变。

①同心圆嵴：线粒体嵴呈同心圆排列层层围绕，多见于线粒体功能增加时。

②之字嵴：也是线粒体功能活跃的表现，被称为高效线粒体。

③穿孔嵴：在线粒体嵴膜上有孔贯穿，平行于嵴的切面如筛状，垂直于嵴的切面呈断嵴状，也是线粒体功能增强时的表现。

④纵向嵴：线粒体嵴与线粒体长轴平行。见于线粒体内细胞色素氧化酶活性降低时。

⑤棱形嵴：线粒体嵴的横断面呈三角形或棱形。

⑥线状致密变嵴：又称杆状变性，表现为线粒体嵴内腔充以电子致密物质，呈黑色实变状态，可仅涉及一个嵴的一段，也可同时数个嵴发生致密改变，常见于心肌梗死细胞退变的线粒体内，也是细胞不可逆病变的标志。

（7）巨大线粒体：与邻近正常体积的线粒体相比，巨大线粒体可长达8～10 μm（见图9-17）。巨大线粒体可由数个线粒体融合而成，或由单个线粒体发育而成。前者可能形成外形不规则的巨大线粒体，后者可能与外形规则呈圆形或卵圆形的巨大线粒体形成有关。可见于酒精中毒、肝硬化、必需脂肪酸缺乏等情况。

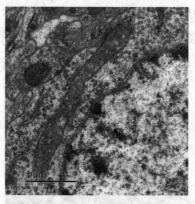

图9-17　巨大线粒体

（8）环状及杯状线粒体：在正常及病理状态下都可能出现。有人认为是同一线粒体改变的不同几何切面。例如，一杯形线粒体，横切呈环形，纵切呈杯形（见图9-18）。

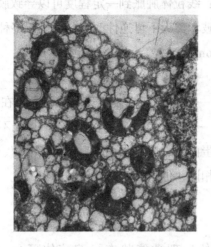

图9-18 环状及杯状线粒体

（9）线粒体基质颗粒改变及钙化：正常线粒体基质内有致密基质颗粒，20～50 nm大小。缺血性改变时，基质颗粒消失；贫血时的心脏、肝脏或肌肉中毒时的肌细胞，基质颗粒增多。钙化时，表现为基质内无定形或针状的钙盐沉积，多沿嵴分布。线粒体基质钙化，可见于高钙时肾小管细胞。

（10）线粒体内包涵物：线粒体脂质包涵物，多出现在坏死细胞中，也可见于恶性肿瘤细胞。肝炎肝细胞中的巨线粒体内、萎缩细胞中老化的线粒体内，可出现结晶包涵物（见图9-19）。在高铁性幼红细胞贫血时，常可在原红细胞及幼红细胞线粒体内出现铁包涵物。此外，线粒体内也可出现糖原包涵物。

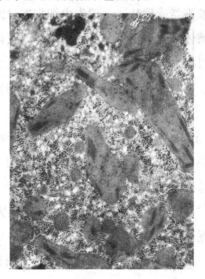

图9-19 线粒体内结晶包涵物

（11）线粒体膜破裂：线粒体肿胀到一定程度可以导致膜破裂，出现这种现象表明线粒体功能和结构受到了破坏，为不可逆性改变，可见于多种病理变化的过程中。

（五）溶酶体（lysosome）

1. 结构

溶酶体是动物细胞中一种膜性细胞器，其形态和大小在不同细胞中是不同的，即使是在同一细胞中也是不一样的。直径通常在200～800 nm不等。其基质内含有溶酶体酶，如酸性磷酸酶、组织蛋白酶、胶原蛋白酶、核糖核酸酶、葡萄糖苷酶、脂酶等。不同细胞内的溶酶体酶不尽相同，但均含有酸性磷酸酶，因此，溶酶体的标志酶是酸性磷酸酶。

2. 分类

传统上，根据不同的生理功能状态，溶酶体可分为初级溶酶体（primary lysosome）和次级溶酶体（secondary lysosome）。

（1）初级溶酶体：溶酶体中仅含有酶，不含有底物。由单位膜包绕，其内容物为电子密度高的均质物质。如中性粒细胞中的嗜天青颗粒即为初级溶酶体。

（2）次级溶酶体：含有水解酶和相应底物的一种将要或正在进行消化作用的溶酶体。次级溶酶体体积较大，形式多样，内容物多为非均质状，一般在各种细胞中见到的溶酶体多为次级溶酶体。根据底物的来源和性质不同，又可将次级溶酶体分为自噬性溶酶体、异噬性溶酶体和残余小体。

①自噬性溶酶体（autophagolysosome）：底物来源于细胞内，吞噬的是细胞内原有的物质，如衰老或崩解的细胞器或残片。一般先由细胞本身的膜，如内质网膜所包绕，形成自噬体，然后再与溶酶体融合，形成自噬性溶酶体，其内常可见线粒体、糖原、脂滴等结构。多见于饥饿、机械性损伤、缺氧和感染等情况。溶酶体酶能够将破碎的细胞器消化成氨基酸、核苷酸、糖和脂肪等小分子，有利于细胞器的重新组装、成分的更新及废物的消除。

②异噬性溶酶体（heterophagolysosome）：底物来源于细胞外，包括细菌、异物或坏死组织碎片。细胞先以胞吞的方式将外源物质摄入细胞内，形成吞噬体或吞饮体，然后再与溶酶体融合形成异噬性溶酶体。

③残余小体（residual body）：次级溶酶体在完成对绝大部分作用底物消化、分解作用之后，随着酶活性的逐渐降低以至最终消失，尚会有一些不能被消化、分解的物质残留其中，即为残余小体。常见的残余小体有脂褐素、髓样结构、多泡小体、含铁小体、斑马纹状小体等。

a. 脂褐素（lipofusion）：形状不规则，由单位膜包围的小体，其内容物的电子密度较高，常含有浅亮的脂滴（见图9-20），多见于神经细胞和心肌细胞中。溶酶体对脂类的消化能力有限。

b. 髓样结构（myelin figure）：又称髓鞘样小体，由同心圆状、板状或指纹状排列的膜性成分组成（见图9-20）。巨噬细胞、肿瘤细胞和病毒感染的细胞中常常可以见到。主要由于溶酶体中膜性成分消化不全所致，也可能是溶酶体中一些未代谢完全的脂类物质水化所形成。在戊二醛的固定时间过长时，更为显著，因为戊二醛对脂类的固定效果不好，导致脂类从细胞中析出并与周围的水分混合，经锇酸固定后形成髓样结构。

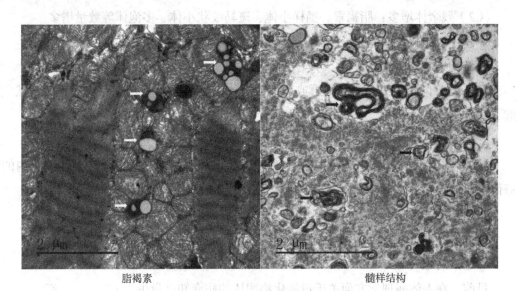

脂褐素   髓样结构

图9-20 脂褐素和髓样结构

c. 多泡小体（multivesicular body）：特殊形成的次级溶酶体，外面有单位膜包绕，内含有许多小泡，是由初级溶酶体和吞饮小泡或运输小泡融合而成，底物可为内源或外源物质。通常可在神经细胞、卵母细胞中观察到。

d. 含铁小体（siderosome）：单位膜包绕的内部充满电子密度高的含铁颗粒。光镜下为含铁血黄素。在机体摄入大量的铁质时，在肝脏和肾脏等器官的吞噬细胞内可出现含铁小体。

3. 功能

（1）对细胞内、外物质的消化。

（2）在细胞活动中的作用：清除异物；提供营养物质；更新物质；调节激素分泌；组织组建。

4. 超微病理

（1）体积增大、数量增多：在某些病理情况下，一些内源性或外源性物质可在溶酶体内贮积，使溶酶体体积增大、数量增多。贮存在溶酶体中的物质被溶酶体酶加以降解消化。但有时进入细胞的物质数量过多，超过了溶酶体的处理能力，于是贮积在细胞内。例如各种原因引起蛋白尿时，可在肾近曲小管上皮细胞中见到玻璃滴状蛋白质的贮积（即玻璃样变性），在电镜下这种玻璃样小滴就是载有蛋白质的增大的溶酶体。一些在正常情况下可被消化的物质，如糖原和黏多糖等，当溶酶体有先天性酶缺陷时，也可在溶酶体中堆积，如Ⅱ型糖原贮积病（Pompe）时，由于缺乏α-葡萄糖苷酶，导致糖原在心、肝处积聚。

（2）残余体增多：脂褐素、髓样小体、斑马纹状小体、多泡体等数量增多。

（六）过氧化物酶体（peroxisome），又称微体（microbody）

1. 结构

由一层单位膜包裹而成的圆形或卵圆形小体，直径0.6~0.7 μm，有狭小的指状突起，基质中等电子密度，中央可见类晶体的致密区。标志酶为过氧化氢酶。

2. 功能

解毒作用是过氧化物酶体的主要生理功能。此外，过氧化物酶体还参与细胞内的糖代谢和脂质代谢。

3. 分布

常见于肝细胞、肾小管上皮细胞、支气管无纤毛上皮细胞中。

4. 超微病理

目前，在人体病理学方面关于过氧化物酶体的病变知之尚少。

（1）增多：在研究甲亢的动物实验中，如果切除甲状腺、给予皮质激素或氨基水杨酸后可见过氧化物酶体数量增多，也可在实验性致癌过程中见到过氧化物酶体增多。在人体的某些病理过程中，如某些炎症性疾病（病毒性肝炎、钩端螺旋体感染）及慢性酒精中毒时，也可见到过氧化物酶体增多现象。

（2）减少或阙如：在较罕见的脑肝肾综合征（Zellweger综合征）时，可见到过氧化物酶体阙如的现象，但其病理意义尚不清楚。此外，在肝脂肪变性、高脂血症、甲低、细菌、病毒及寄生虫感染时，也可见到过氧化物酶体减少或阙如。

（3）基质溶解：可见于缺血时。

（七）细胞骨架（cytoskeletal system）

细胞骨架是指细胞中与保持细胞形态结构和细胞运动有关的纤维网络。体内的大多数细胞是稳定的，但是其形态可能会发生很大的变化，如肌细胞的收缩、神经轴的伸长、细胞表面突起的形成、细胞有丝分裂时的缢缩等。除了形态变化以外，细胞的大多数运动是发生在细胞内的，如染色体分离、胞质环流和膜泡运输等。细胞内外的运动性是生长和分化的基本要素，并且受到严格的控制。细胞所有运动都是机械运动，需要燃料（ATP）和蛋白质，将贮存在ATP中的能量转变成动力。细胞骨架是细胞运动的轨道，也是细胞形态的维持和变化的支架。

细胞骨架是胞质中一组由纤维状结构组成的网架结构，有微丝（microfilaments）、微管（microtubules）和中间丝（intermediat filaments）三种。细胞骨架对于维持细胞的形态结构、保持细胞内部结构的有序性以及在细胞运动、物质运输、能量转换、信息传递和细胞分裂等一系列方面起重要作用。

1. 微丝（microfilaments）

（1）结构

普遍存在于真核细胞中的一种实心骨架纤维。根据微丝的粗细，可分为细微丝和粗微丝。细微丝，直径5~7 nm，主要成分为肌动蛋白、原肌球蛋白和肌钙蛋白。粗微丝，直径10~14 nm，主要成分为肌球蛋白。

（2）功能

微丝构成细胞的支架，维持细胞的形态。如肌动蛋白丝维持微绒毛的结构；应力纤维在血管内皮细胞中可使内皮细胞保持内衬的形状；非肌细胞质膜下肌动蛋白丝可增加质膜的强度和刚性。微丝作为肌纤维的组成成分，参与肌肉收缩。此外，微丝还以多种方式参与细胞运动和细胞内的物质运输；参与细胞分裂，以及细胞内信号转导等。

（3）分布

几乎遍布于所有细胞的胞质内。在细胞内，微丝主要分布在细胞质膜的内侧。

2. 微管（microtubules）

（1）结构

呈中空的圆柱状的结构，直径24~27 nm，内径15 nm，主要成分为微管蛋白。

（2）功能

维持细胞形态；参与细胞运动；可形成纤毛、中心粒等运动细胞器；维持细胞器的位置，参与细胞器的位移；参与细胞内物质运输；参与染色体运动，调节细胞分裂；参与细胞内信号传导。

（3）分布

遍布许多细胞的胞质内。微管主要分布在核周围，并呈放射状向胞质四周扩散。

3. 中间丝（intermediate filaments）

（1）结构

直径7~11 nm，管状结构，成束分布，由不同的蛋白质分子组成。中间丝形态上相似，但是蛋白组成上不同，不同来源的组织细胞表达不同类型的中间丝蛋白，因此有自己的特性，可通过免疫组化染色鉴别。由于这些不同种类不同性质的中间丝在细胞转化为肿瘤细胞时，仍不改变其化学和抗原特异性，故可利用这种特性借助免疫细胞化学方法，对肿瘤进行分类和鉴别诊断。

（2）类型

波形蛋白（vimentin）存在于间充质细胞；结蛋白（desmin）是一种肌细胞特有的中间丝蛋白，在成熟肌细胞中表达；神经胶质丝蛋白（glial fibrillary protein）分布在神经胶质细胞、室管膜细胞；张力丝（tonofilament）分布在鳞状细胞；神经丝蛋白（neurofilament protein）则主要分布在中枢和周围神经系统。

（3）功能

中间丝参与构成细胞完整的支撑网架系统；为细胞提供机械强度支持；参与细胞的分化；参与细胞内信息传递等。

4. 超微病理

病毒感染时，病毒颗粒多附着于微管上；肿瘤细胞恶化后，胞质内微管数量明显减少；阿尔茨海默病时神经元胞质内有大量扭曲变形的微管及微管形成的纤维束团。秋水仙碱可使微管解聚，造成细胞有丝分裂障碍；还可导致中性粒细胞吞噬功能障碍。

（八）胞浆内含物及胞浆基质（cytoplasmic matrix）

细胞质中除细胞器外，一切分泌产物、色素、蛋白质、糖原及脂肪等物质，统称为胞浆内含物。

1. 内含物的超微结构

（1）糖原（glycogen）

①结构

散在于胞质中无膜包绕的小颗粒。分为β颗粒和α颗粒。β颗粒，直径15~40 nm。α颗粒，由β颗粒组成，直径约500 nm。在肝细胞，糖原颗粒的分布比较集中，在胞质内形成一定区域，称为糖原区，其中可有大量滑面内质网。

②超微病理

在生理状态下，糖原颗粒的多少随细胞功能状态而变动。病理情况下，细胞内糖原颗粒可增多、减少，亦可消失。

（2）脂类（lipid）

①结构：脂类在细胞内多以脂滴的形式存在，脂滴为大小不等的球形小滴，无膜包绕，游离存在。脂滴电子密度的大小与其内含有的不饱和脂肪酸的含量有关。因不饱和脂肪酸与锇酸的亲和性强，所以不饱和脂肪酸越多，脂滴的电子密度越大，反之，则电子密度低。

②超微病理

正常情况下，除脂肪细胞外，其他实质细胞内很少能看到脂滴。仅在病理状态下才可见细胞内许多大小不等的脂滴堆积。小脂滴位于滑面内质网小泡内，较大脂滴游离于胞浆基质内，外无膜包绕，此即细胞的脂肪变性。此外，在脂质贮积病和巨噬细胞吞噬脂肪时，可见脂质贮积于溶酶体内的现象。

（3）分泌颗粒（secretory granule）

包括颗粒性蛋白和结晶性蛋白。颗粒性蛋白为蛋白质分泌颗粒和糖蛋白分泌颗粒，有膜包绕。结晶性蛋白，无膜，可存在于细胞质、细胞器和分泌颗粒中。

2. 胞浆基质（cytoplasmic matrix）

胞质内的无结构成分，呈溶解状，内含一系列酶、蛋白质和其他溶于其中的物质。胞浆基质改变主要是电解质运输障碍所致的含水量的改变。

（1）基质水肿（hyperhydration）：又称水合过度，因基质内含水量过多所致。表现为细胞体积增大，即细胞肿胀；细胞基质染色变淡变亮，电子密度下降；细胞器（线粒体、内质网）肿胀，互相离散；严重时可导致细胞死亡。

（2）基质失水（dehydration）：因基质内含水量过少所致。表现为细胞体积变小；细胞基质深染、致密，电子密度升高，形成暗细胞（dark cell）；甚至细胞凝固性坏死。

新细胞器——迁移体

迁移体是我国清华大学俞立教授实验室于近年来新发现的一种细胞器。

俞立教授团队发现，细胞在迁移过程中会在后面留下一些弹性纤维，即收缩丝，在收缩丝的顶端或交叉处会产生出一些"石榴"样的囊泡结构，由于该结构的形成依赖于细胞迁移，因而将其命名为迁移体（见图9-21）。这些囊泡结构，直径约1~3 μm，有膜包被，内部充满了小的囊泡，直径50~100 nm。

迁移体广泛存在于各类迁移细胞中，在人、小鼠、大鼠的各类可以迁移的细胞中均有发现，它是由质膜上大结构域组装形成的。

迁移体内富含信号介导因子、趋化因子和细胞因子等调控蛋白，对胚胎发育、信号转导等具有重要意义。研究显示，迁移体在维持细胞稳态、细胞间的信号整合、细胞间的物质传递等方面起作用。

最初发现的迁移体标志物为Tspan4，它同时表达于迁移体和收缩丝上。后来发现迁移体富含整合素，而整合素在收缩丝上仅少量表达，因此，整合素可作为迁移体特异性的标志物。

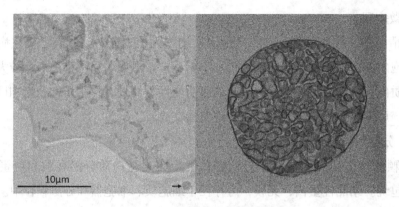

图9-21 透射电镜下的迁移体
（图片由清华大学李英老师拍摄，俞立教授惠赠）

小 结

电镜下，正常细胞的超微结构分为膜相结构和非膜相结构。膜相结构包括质膜、内质网、高尔基体、核膜、线粒体、溶酶体、过氧化物酶体等。非膜相结构又根据其所在位置，分为质相结构和核相结构。质相结构包括核糖体、中心体、微丝、微管、中间丝、胞质基质；核相结构包括核仁、染色质（染色体）和核基质。

细胞膜包括细胞外膜和细胞内膜，两者的基本结构特征相同，在透射电镜下，呈现三层结构，称之为单位膜。不同的细胞面有不同的特化结构。细胞游离面的特化结构包括微绒毛、纤毛和静纤毛。微绒毛扩大了细胞表面积，纤毛具有运动功能。细胞间的特化结构即细胞连接，包括紧密连接、中间连接、桥粒和缝隙连接。紧密连接有封闭细胞间隙及机械性连接的作用。桥粒也起机械性连接的作用。缝隙连接是动物细胞间最普遍存在的一种细胞连接，功能是细胞黏合和细胞通信。细胞基底部的特化结构有质膜内褶和半桥粒。质膜内褶增加细胞的表面积。半桥粒可将细胞铆在基膜上，并可承受机械压力。观察细胞膜的结构注意膜的完整性以及膜的特化结构的改变，如微绒毛、纤毛以及细胞连接的改变。

细胞核的形态通常以间期核为准，包括核膜、核仁、染色质和核基质。核膜由外核膜、内核膜、核间隙、核孔构成。核孔是内外核膜融合产生的圆环状结构，是核质与胞质之间物质交换和互相作用的通道。染色质分为常染色质和异染色质。在细胞活性高的细胞中，常染色质多，细胞核体积大而且淡染。核仁是核糖体的装配场所，在蛋白合成活跃或生长旺盛的细胞，核仁多且大，可出现核仁边集。观察细胞核的结构注意细胞核的大小、位置、形状；核仁的形态、数量；核膜的结构、核周间隙以及核内包涵体的情况。

内质网是由单位膜包围、相互连续及封闭、呈囊状、管状或泡状的三维网状结构，分为粗面内质网和滑面内质网。粗面内质网分布广泛，滑面内质网分布于肝细胞、睾丸间质细胞、肾上腺皮质细胞以及肌细胞中。

高尔基体是由数层平行排列的高尔基扁平囊呈同心圆弯曲形成，大泡位于扁平囊的凹面，小泡位于扁平囊的凸面。

线粒体是由双层膜包围的封闭囊状细胞器，圆形或卵圆形，包括外膜、内膜、外腔和内腔四部分。嵴是识别线粒体的重要标志。线粒体的分布与细胞功能相关。线粒体是对各种损伤最为敏感的细胞器之一。

溶酶体是一种膜性细胞器，基质内含有溶酶体酶，标志酶是酸性磷酸酶，其形态和大小在不同细胞中是不同的。根据不同的生理功能状态，溶酶体可分为初级溶酶体和次级溶酶体。根据底物来源和性质不同，又可将次级溶酶体分为自噬性溶酶体、异噬性溶酶体和残余小体。

细胞骨架有微丝、微管和中间丝三种。

观察细胞质的结构注意各种细胞器的超微结构改变。最常观察的细胞器是线粒体、粗面内质网和溶酶体。线粒体注意形态、数量、位置以及嵴的结构等；溶酶体主要注意溶酶体的数量、次级溶酶体的形态。

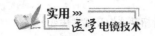

第十章 组织的正常超微结构及基本病变

第一节 心肌的超微结构及基本病变

1984年，Kisch等人对一例死后不久的小儿的心肌进行观察，从而开启了对于心肌组织超微结构的研究。但是，由于人的心肌组织较难获得，所以关于人的正常心肌超微结构的报道很少。现在公认的人的正常心肌细胞超微结构的形态学标准主要来源于研究者们对各种动物心肌组织的观察。对心肌超微结构病变的研究在心肌疾病的发生、发展机制以及临床诊治中具有重要意义。但是，由于心肌取材不便，取材标本过小，加上人工损害，其电镜诊断具有一定的局限性。

一、心肌细胞的正常超微结构

心脏由左、右心房及左、右心室构成，主要功能是将血液输送到全身各处。心肌分布于心脏和邻近心脏的大血管近段，根据部位可分为心室肌细胞、心房肌细胞和心脏传导系统细胞。心脏传导系统细胞的数量较少，主要作用是起搏传导，发起冲动并传导到心脏各处。心室肌细胞和心房肌细胞，被称作收缩细胞或工作细胞，主要作用是执行收缩及舒张功能，使心室肌或心房肌按照一定的节律收缩舒张。心肌收缩舒张具有自动节律性，缓慢而持久，不易疲劳。

心肌细胞又称心肌纤维，呈不规则、有分支的短柱状结构，互相连接成网。心肌细胞是结构分立而功能合体的细胞，其在电镜下的超微结构特点如下。

（一）肌 膜

肌膜就是心肌细胞的细胞膜，由基膜和质膜构成，基膜位于外层，质膜位于内层，两层之间有10~20 nm的透明带。肌膜在Z线处横向下陷入肌浆内，形成横小管。

（二）细胞核

心肌细胞核通常为一个，椭圆形，位于细胞中央，核仁明显，核内异染色质少，靠核膜排列。

（三）肌原纤维（肌丝束）

肌原纤维是心肌细胞内最多的结构成分。肌原纤维固定于闰盘横向区域，其上有明暗相间的周期性横纹结构。明带又称I带，宽0.8 μm，主要由细肌丝构成。明带中央有一条高电子密度的Z线，宽10 nm，由细肌丝和电子致密物组成。暗带又称A带，宽1.5 μm，由细肌丝和粗肌丝构成。暗带中央颜色浅淡的区域为H带，宽0.2 μm，由中间深色的M线和粗肌丝构成。相邻两个Z线之间的部分称为肌节（sarcomere）。肌节是心肌收缩、舒张的基本结构单位，由1/2明带+暗带+1/2明带组成（见图10-1）。

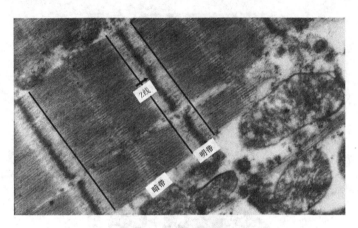

图10-1　肌节的结构

（四）肌浆网（sarcoplasmic reticulum, SR）

心肌细胞的肌浆网其实就是特化的滑面内质网，位于横小管之间呈纵向走行。肌浆网的末端膨大呈扁囊状，称为终池，多与横小管构成二联体。肌浆网是具有ATP酶活性的钙泵，可摄取、贮存和释放钙离子，参与心肌的兴奋-收缩偶联。

（五）线粒体

线粒体是心肌细胞内仅次于肌原纤维的结构成分，一个心肌细胞内常含有数千个线粒体，约占心肌细胞体积的25%～30%。线粒体多纵向排列于肌原纤维之间，在细胞核旁常聚积成堆，是细胞氧化磷酸化的主要部位，细胞生命活动中95%的能量由线粒体提供。

（六）糖原颗粒，脂滴

糖原颗粒常为单个，散在分布于肌原纤维之间及细胞核周围的肌浆中。在线粒体的两端可以见到一些小脂滴。

（七）特殊颗粒

在部分心房肌细胞内可见电子致密的分泌颗粒，称为心房特殊颗粒。颗粒内含有心房钠尿肽，具有利尿、排钠及扩血管的作用。

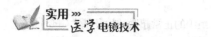

（八）闰 盘

闰盘是相邻的两个心肌细胞的质膜形成的特化结构，呈阶梯状，分为横向区域和纵行区域（见图10-2）。闰盘的作用就是将心肌细胞连接在一起，从而达到功能合体的目的。

（1）横向区域（皱折区）：呈皱曲状走行，由中间连接和桥粒连接组成。

（2）纵向区域（平坦区）：沿心肌细胞长轴平直或略弯曲走行，由缝隙连接、桥粒及非特化部分组成。

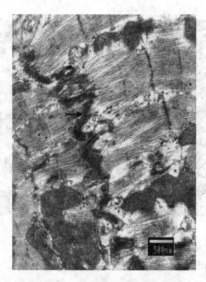

图10-2　心肌细胞间的闰盘结构

二、心肌细胞的基本病变

心肌细胞的超微结构病变可见于各种心肌病、先天性心脏病及瓣膜病等心脏疾病。主要表现为心肌细胞早期的非特异性代偿性肥大和后期的变性改变。其中，又以非特异性改变多见，主要表现为以下几点。

（一）细胞核的改变

心肌细胞肥大时，细胞核体积多增大，且形状不规则，可见核切迹。当心肌细胞发生变性时，细胞核可呈固缩状，或核形状不规则；有时核内异染色质边集，也可见核内染色质减少呈空化改变。

（二）肌原纤维的改变

心肌细胞发生变性时，肌原纤维的超微结构改变明显，可表现为不同程度的肌原纤维溶解、断裂（见图10-3）；肌丝排列紊乱，呈旋涡状、纵横交错、刷状等；Z线增宽、模糊或扭曲成波纹状；肌节明带增宽；肌节的周期性结构被破坏。

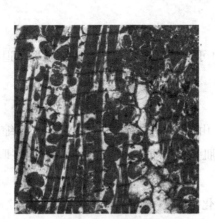

图10-3 肌原纤维溶解、断裂

（三）线粒体的改变

心肌细胞内细胞器的改变主要见于线粒体。线粒体肿胀、空化、嵴断裂最为常见（见图10-4）；线粒体增生、排列紊乱；偶见线粒体固缩。

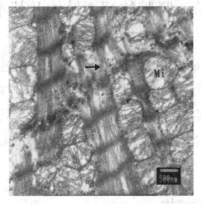

图10-4 线粒体（Mi）肿胀空化、基质密度降低

（四）脂滴、脂褐素增多

心肌细胞变性时，可见胞质内脂滴、脂褐素数量增多（见图10-5）。

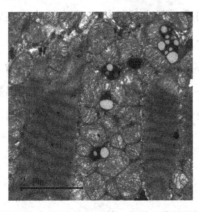

图10-5 心肌细胞内可见大小不等、形态不规则的脂褐素增多

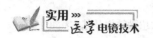

（五）闰盘的改变

在肥大的心肌细胞中可见多闰盘现象。心肌细胞发生退行性变时，闰盘间隙可呈不同程度的扩张。

（六）异常收缩带

肌原纤维异常收缩，由6~8个肌节合并成收缩带。收缩带内的肌丝破坏，线粒体移位。常见于心绞痛、心肌病、严重烧伤时的心肌细胞；在取材固定不当时，也可造成异常收缩带的出现。

（七）心肌间质的变化

心肌间质纤维化时，可见心肌纤维的间质内成熟的和形成中的胶原纤维数量增多，纤维细胞数量增多。

第二节　肾脏的超微结构及基本病变

肾脏作为泌尿系统中最为重要的器官，其主要功能包括：①排泄体内的代谢产物。②调节机体水和电解质含量。③维持酸碱平衡。④具有内分泌作用，分泌红细胞生成素。肾脏复杂的结构是其完成多种功能的基础。肾穿刺活检中透射电镜检查对于了解肾脏疾病的发病机制、病理分型、治疗方案的选择以及预后判断都具有重要的指导意义。

一、正常肾脏的超微结构

肾单位（nephron）是肾脏的基本单位。每个肾脏约有一百万个肾单位，部分肾组织发生病变时可通过其他肾单位进行代偿，因而肾脏具有很强的代偿能力。肾单位由肾小球和与之相连的肾小管构成。肾小球结构和功能的改变在肾脏疾病中具有重要意义，肾小球疾病是泌尿系统中一类重要的疾病。

肾小球由血管球和肾球囊构成（见图10-6）。血管球始于肾小球入球小动脉。入球小动脉进入肾小球后形成5~8个初级分支。初级分支再分出数个分支，总共形成20~40个盘曲的毛细血管祥。初级分支及其所属分支构成血管球的小叶或节段。

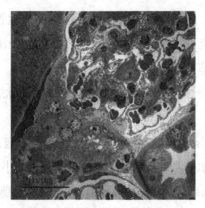

图10-6　肾小球结构（电镜低倍）

（一）肾小球的基本结构

1. 毛细血管内皮细胞（endothelial cell）

一个毛细血管通常是由一个内皮细胞围绕而成的。内皮细胞呈扁平状；核小，椭圆形，核内染色质浓密；胞质薄，其上有50~100 nm的孔径，无隔膜，细胞器较少。

2. 基底膜

位于内皮细胞和脏层上皮细胞之间，厚度均匀一致，成人厚270~350 nm，儿童较薄。基底膜分三层，内、外两层电子密度较低，中间层电子密度较高（见图10-7）。一般认为，基底膜是由足细胞和内皮细胞生成的，陈旧的基底膜由血管系膜细胞不断予以清除，从而使基底膜不断更新。

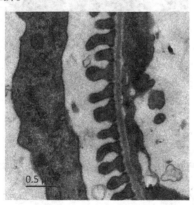

图10-7　基底膜由三层结构组成，内、外两层电子密度低，中间层电子密度较高

3. 系膜区

包括球外系膜区和球内系膜区。

（1）球内系膜区：由球内系膜细胞与系膜基质组成。系膜区位于毛细血管之间，构成肾小球小叶的中轴。

系膜细胞1~2个，呈星形，有突起；核小圆形或略有凹陷，核内染色质浓密；胞

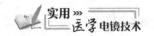

质内有高尔基体、核糖体、内质网和溶酶体，吞噬小体及微管、微丝较多。系膜细胞具有收缩、吞噬、增殖、合成系膜基质和胶原等功能，并能分泌多种生物活性介质。

系膜基质位于系膜细胞之间，电子密度略低于基底膜。

（2）球外系膜区：位于血管极入球小动脉和出球小动脉之间，含有球外系膜细胞。

4. 肾小囊

又称鲍曼囊（Bowman's capsule），内层为脏层上皮细胞，外层为附着于球囊基膜的壁层上皮细胞，两层上皮构成球状囊，在肾球囊尿极与近曲小管相连。

（1）脏层上皮细胞（visceral epithelial cell）：又称足细胞（podocyte），紧贴于基底膜外疏松层，细胞结构复杂（见图10-8）。细胞核体积较大，圆形或卵圆形，可有内褶，核内染色质细小，分散存在。胞质内含有粗面内质网、游离核糖体及高尔基体，少量线粒体和溶酶体，微管、微丝明显增加，可见小泡和多泡体。自胞体伸出数个较大的初级突起，继而伸出指状的次级突起，即足突（foot process）。一个毛细血管通常由一个足细胞伸出的足突所覆盖。足突间可见25～55 nm的裂孔，其上有薄的裂孔膜。裂孔膜的主要成分是nephrin，为细胞黏附分子中免疫球蛋白超家族成员，特异性表达于肾小球，对于维持肾小球滤过膜的选择通透性具有关键作用。由内皮细胞、基底膜和足细胞的裂孔膜共同构成了滤过膜（filtering membrane），可对不同分子量大小的物质的滤过起限制作用。

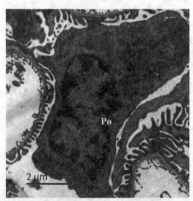

图10-8　足细胞（Po）呈椭圆形，核体积大，胞体伸出初级突起和次级突起（足突）

（2）壁层上皮细胞：为单层扁平上皮，细胞表面有1～2根纤毛。其外的基底膜较厚，约为肾小球基底膜的2倍。

（3）囊腔：为透明的空隙，内有少量的蛋白渗出物。

（二）肾小管的基本结构

肾小管是由单层上皮细胞围成的管状结构，上皮外为基膜和极少量结缔组织。肾小管具有重吸收和排泄等作用。

（1）近端小管：肾小管中最长最粗的一段，包括近曲小管和近直小管。近曲小管上皮细胞为立方形或锥形。细胞游离面有大量较长的排列整齐的微绒毛，组成刷状缘，其根部有顶浆小管和顶浆小泡。细胞基底部有发达的质膜内褶，内褶间有纵行排列的线粒体。细胞侧面有指状镶嵌的侧突。胞质内可见少量粗面内质网和丰富的滑面内质网，有较多游离核糖体、溶酶体、多泡体和微体。近直小管结构与近曲小管基本相似，但是微绒毛、质膜内褶以及侧突不如近曲小管发达。

（2）远端小管：包括远曲小管和远直小管。远直小管细胞表面有少量短而小的微绒毛，基底部质膜内褶发达，长的内褶可直达细胞顶部。远曲小管结构与远直小管类似，但质膜内褶没有远直小管发达。

（3）细段：为单层扁平上皮，核呈椭圆形，表面微绒毛少且不规则，细胞器少。

（三）肾间质

肾间质主要为结缔组织和血管。可见成纤维细胞、胶原原纤维、毛细血管，一般无炎细胞。

二、肾脏的基本病变

（一）内皮细胞的基本病变

（1）内皮细胞增生、肿胀：一个毛细血管管腔内出现2个以上的内皮细胞，即为增生，见于毛细血管内增生性肾小球肾炎、妊娠肾病。增生肿胀的内皮细胞，核呈圆形或不规则形，常染色质增多，胞质中内质网等细胞器增多。严重时，增生肿胀的内皮细胞可阻塞毛细血管腔（见图10-9）。

（2）内皮细胞水肿：多见于缺血、缺氧条件下。整个细胞肿胀，胞质结构不清或透亮，严重时细胞崩解。

（3）泡沫细胞：内皮细胞胞质内可见较多异噬体、脂性空泡。见于高脂血症、糖尿病、肾病综合征等。

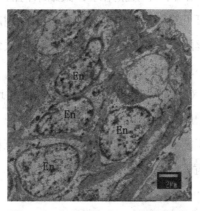

图10-9 内皮细胞（En）增生肿胀

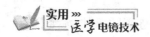

（二）基底膜的基本病变

基底膜的病变对于肾小球疾病的诊断和分型具有重要意义。

1. 基底膜增厚

（1）均匀性增厚：表现为基底膜的三层微细结构消失，呈现均匀性的电子密度增高状态，常伴有基底膜的卷曲或皱缩。多见于增生硬化性肾小球肾炎、糖尿病、肾小球缺血性损伤等。

（2）电子致密物沉积性增厚：血液中各种异常增高的免疫球蛋白、抗原抗体复合物、脂类物质及纤维蛋白等均可在毛细血管基底膜上沉积，导致基底膜增厚和增生。这些沉积物可在上皮细胞下（见图10-10）、内皮细胞下、基底膜内存在，也可混合存在。见于各型肾小球肾炎。

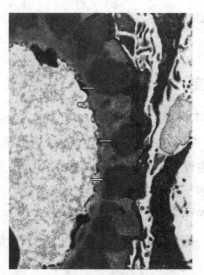

图10-10　上皮下电子致密物沉积（膜性肾病）

（3）基底膜增厚伴疏松变：基底膜增厚，微细结构消失，均匀性的电子密度降低或呈絮状改变。电镜观察可见基底膜上出现透亮区或不规则缺损。均匀性的电子密度降低可由炎症介质、蛋白溶解酶引起。局灶性的电子密度降低多为沉积的电子致密物被溶解吸收所致。见于各型肾小球肾炎。

（4）基底膜双层化（双轨征）：系膜细胞和系膜基质增生并沿内皮细胞下插入毛细血管壁，使基底膜不但增厚而且呈双层改变，称为双轨征。见于膜性增生性肾小球肾炎。另外，电子致密物沉积能够刺激新的基底膜形成，当沉积物溶解吸收后，使基底膜呈现双层化，见于膜性肾病三期。

2. 基底膜菲薄

基底膜节段性或弥漫性变薄。见于薄基底膜肾病。

3. 基底膜撕裂或网状化

基底膜致密层呈现不规则的分层和撕裂，形成板层状或网格样结构。见于遗传性肾小球肾炎。

（三）足细胞的基本病变

（1）足突融合和微绒毛化：足突融合是上皮细胞胞体所形成的足突相互粘连、倒伏，融合成电子密度高的堤状，附于基底膜的外侧（见图10-11）。有时也可见变性的足突微绒毛化。见于大量蛋白尿时，这是肾小球对通过裂孔的各种大分子物质刺激做出反应的一种表现。

（2）足细胞空泡变性、坏死：空泡变性的足细胞胞体肿大，胞质内出现许多大小不等的空泡，严重时足细胞崩解坏死，细胞器分散于肾小球囊腔内。见于各型肾小球肾炎。

（3）泡沫细胞形成：足细胞胞质内出现大量蛋白或脂性空泡，见于大量蛋白尿时。

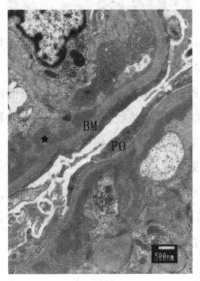

图10-11 弥漫性足突融合

（四）系膜区的基本病变

（1）系膜区增宽：系膜区主要是由系膜细胞和系膜基质构成的，所以系膜区增宽，可以表现为系膜细胞增生、系膜细胞增生伴系膜基质增厚、单纯的系膜基质增厚。通常，当系膜区内的系膜细胞数量超过2个，即可认为是系膜细胞增生（见图10-12）。常见于各种肾小球疾病。

（2）系膜区电子致密物沉积：系膜区也是各种电子致密物沉积的常见部位，沉积物可刺激系膜基质增生，导致系膜区增宽。

（3）系膜溶解：表现为系膜基质电子密度降低或呈疏松状，见于免疫复合物沉积性肾小球肾炎、蛇毒中毒等。

（4）系膜区泡沫细胞形成：系膜细胞胞质内可见蛋白或脂质小泡。

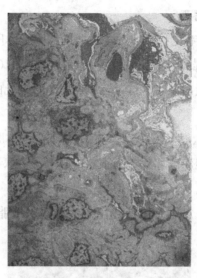

图10-12　系膜区明显增宽，系膜细胞明显增生

（五）肾小囊的基本病变

（1）肾小囊基底膜增厚和肾小球周围纤维化：见于慢性间质性肾炎、间质纤维化及肾小球肾炎的晚期，有时在增厚的基底膜内可见电子致密物沉积。

（2）肾小囊粘连：见于各种肾小球疾病。

（3）肾小囊腔扩张：见于肾小囊阻塞。

（4）新月体形成：肾小囊壁层上皮细胞增生、纤维化，将毛细血管祥挤向一侧，形成新月体。见于各种原因导致的严重的肾小球毛细血管壁损伤。

（六）肾小管的基本病变

1. 肾小管上皮细胞空泡变性

（1）微小空泡变性：上皮细胞胞质内遍布肿胀的呈囊状改变的自噬溶酶体和异噬溶酶体。

（2）粗大空泡变性：上皮细胞内有界膜清楚的空泡。

2. 肾小管上皮细胞脂肪变性

上皮细胞内可见脂滴；溶酶体数量多，其中含有脂类物质。

第三节 肝脏的超微结构及基本病变

肝脏作为全身代谢最为旺盛和各种细胞器最具代表性的器官之一，因其易于取材，成为最早应用于医学生物电镜技术研究的器官之一。机体的多种疾病，无论是原发性还是继发性的，也无论是化学因素、生物因素还是创伤性因素的，都会直接或间接地影响到肝细胞的超微结构。

目前，人们不但应用电镜研究肝脏疾病的病理变化、发病机制以及其功能与病变的关系，而且已经应用电镜技术进行肝脏疾病的诊断。

一、肝脏的正常超微结构

肝脏是人体最大的消化腺，参与三大物质代谢。肝脏表面覆以致密结缔组织被膜，肝门处的结缔组织随门静脉、肝动脉和肝管的分支伸入肝实质，将肝实质分隔成许多肝小叶。肝小叶是肝脏的基本结构单位，肝细胞是构成肝小叶的主要成分（见图10-13）。肝细胞单行排列成板状，称为肝板。肝板以中央静脉为中心呈放射状排列。肝板之间为肝血窦。

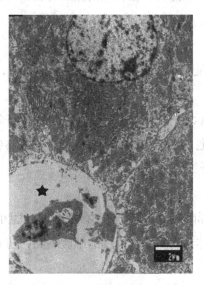

图10-13 肝细胞的超微结构

1.肝细胞

肝细胞体积较大，直径20~30 μm，呈多面体。肝细胞有三种不同的功能面，分别为肝细胞面（35%）、胆小管面（15%）及窦周间隙面（50%）。

（1）肝细胞核：多为一个，也可见双核。核圆形，位于细胞中央，5～11 μm；核内常染色质多，异染色质少，核仁一个或多个，功能活跃时核仁边集。

（2）肝细胞质：肝细胞是一种高度分化并具有多种功能的细胞，胞质内各种细胞器丰富而发达。每个肝细胞内约含有线粒体100～2 000个，为肝细胞的功能活动提供能量。粗面内质网呈层状平行排列，分布于胞质内，是肝细胞合成各种蛋白质的基地。滑面内质网呈小泡状，广泛分布于胞质内。此外，还可见高尔基体、溶酶体、微体、微管、微丝、糖原、脂滴。退化的细胞器或细胞内过剩物质常与溶酶体融合，被水解酶消化分解，或滞留在溶酶体内。

2.肝血窦

肝血窦位于肝板之间，血液从肝小叶的周边经血窦流向中央，汇入中央静脉。血窦壁由内皮细胞组成，血窦腔内有肝巨噬细胞。

（1）血窦内皮细胞：细胞扁而薄，有核的部分凸向血窦腔。胞质内细胞器较少，但吞饮小泡较多。

（2）肝巨噬细胞：又称枯否细胞（Kupffer cell）。细胞形态不规则，表面有许多皱褶和微绒毛，并以板状或丝状伪足附着于内皮细胞上，或穿过内皮细胞窗孔和细胞间隙伸入窦周间隙。胞质内溶酶体甚多，并常见吞噬体和残余小体。肝巨噬细胞具有变形运动能力和活跃的吞饮与吞噬能力。在吞噬清除从胃肠进入到门静脉的细菌、病毒和异物方面起关键作用。

3.窦周间隙

血窦内皮细胞与肝细胞之间的宽约400 nm的狭小间隙，又称为狄氏腔，其内有贮脂细胞。

贮脂细胞，又称肝星状细胞，每100个肝细胞内有2～5个贮脂细胞。胞质中含有许多大小不一的脂滴、吞噬泡及微丝，粗面内质网和高尔基体也较发达。贮脂细胞具有贮存维生素A以及产生胶原纤维的作用。

4.胆小管

由相邻的肝细胞膜局部凹陷形成，腔内有微绒毛。胆小管周围的肝细胞膜形成紧密连接、桥粒等连接复合体封闭胆小管周围的细胞间隙，防止胆汁外溢至细胞间或窦周间隙。

二、肝细胞的基本病变

1.肝细胞肿胀（水样变、气球样变）

肝细胞体积增大，呈气球状，胞质空淡；线粒体集中，变圆，基质空化、嵴变短；粗面内质网脱颗粒、网池扩张；滑面内质网扩张；糖原减少，呈区域性分布。

2. 肝细胞嗜酸性变

肝细胞内水分减少，细胞体积变小；核膜皱缩，核染色质凝集，线粒体形态不规则；糖原明显减少；粗面内质网完全性脱颗粒。

3. 肝细胞脂肪变性

胞质中可见较多大小不一、电子密度中等的均质性无界膜的脂肪空泡。

4. 肝细胞坏死

（1）溶解性坏死：较多见。最初表现为肝细胞内糖原减少，核染色质凝集，线粒体基质颗粒消失。继续发展，可出现内质网扩张，质膜扭曲及小泡形成，细胞基质肿胀，线粒体基质致密、嵴内腔肿胀；进一步发展，线粒体内腔肿胀、空泡化、嵴减少，粗面内质网扩张、脱颗粒，溶酶体肿胀。最后质膜破裂，内质网、高尔基体膜断裂，溶酶体破裂，髓鞘样结构增多，核糖体消失；核固缩、核溶解或核碎裂。

（2）凝固性坏死：单一肝细胞发生的凝固性坏死，细胞基质致密，细胞器可辨；核内染色质凝集趋边，核扭曲、断裂呈碎块状。

第四节　神经系统的超微结构及基本病变

神经系统主要由神经组织构成，分为中枢神经系统和周围神经系统两部分。神经系统直接或间接调控机体各系统、器官的活动，对体内、外各种刺激迅速作出适应性反应。电镜技术对于神经系统的疑难少见病例的诊断具有重要意义。

一、中枢神经系统的正常超微结构

中枢神经系统包括脑和脊髓，均由灰质和白质组成。灰质主要分布在大脑皮质、小脑皮质、神经核团及脊髓H形中央灰质等部位，主要由神经细胞（又称神经元）、神经胶质细胞和血管等结构组成。白质内没有神经元，仅有神经元的突起、神经胶质细胞和血管。

（一）神经元（neurons）

1. 胞体（见图10-14）

（1）细胞核：体积相对较大，呈圆性，位于细胞中央，核内常染色质多，异染色质少，单个核仁，居中，使细胞核呈鸟眼状。细胞核的形态特点是神经元的结构特征之一。

（2）核周质（perikaryon）：核周质内含有各种细胞器和包涵物。

①尼氏体（Nissl body）：由粗面内质网和游离核糖体聚集成堆构成，分散于胞质中，其功能是合成蛋白质。尼氏体是神经元的结构特征之二。

②神经原纤维（neurofibril）：由中间丝和微管构成。功能是支持、运输和参与细胞内代谢。

③线粒体、高尔基体、溶酶体、脂褐素及多泡体。

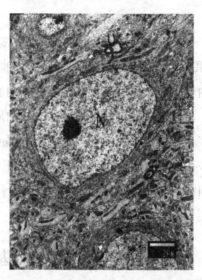

图10-14　神经元体积大，核大，单个核仁位于核中央，胞质内可见粗面内质网、线粒体、高尔基体等细胞器

2. 突起

（1）轴突（axon）：传出冲动的突起，通常为一个，起始部（始段）外无髓鞘包绕。轴突内无尼氏体，可见神经微管、中间丝、线粒体、滑面内质网及多泡体。其末段膨大形成轴突终末。

（2）树突（dendrite）：感受刺激传入冲动的突起，常为多个，较大者其内可见尼氏体、神经微管、线粒体及滑面内质网。

3. 突触（synapse）

神经元与神经元之间及神经元与非神经细胞之间传递信息的结构称为突触。

（1）电突触：就是缝隙连接，以电流作为信息载体，促使神经元同步活动。

（2）化学突触：通常在神经系统中所说的突触指的是化学突触。它是以神经递质作为传递信息的媒介。在神经元的细胞膜上可见突触结构是神经元的结构特征之三。电镜下，突触由突触前部、突触间隙和突触后部三部分构成（见图10-15）。突触前部由突触前膜、线粒体、糖原、微丝和突触小泡构成。突触间隙是突触前膜和突触后膜之间的宽约15～30 nm的间隙。突触后部即突触后膜。

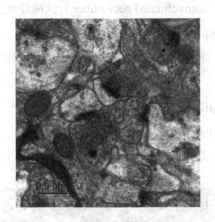

图10-15 突触前部可见大量的突触小泡

（二）神经胶质细胞

1. 星形胶质细胞（astrocyte）

星形胶质细胞是体积最大的一种神经胶质细胞，分为原浆型星形胶质细胞（protoplasmic astrocyte）和纤维型星形胶质细胞（fibrous astrocyte）。星形胶质细胞直径约8～10 μm，多突起，其终末呈脚板状附于毛细血管壁，形成胶质膜；细胞核呈卵圆形或不规则形，核内染色质靠核膜排列，核仁不明显；胞质基质浅染，其内有少量核糖体、粗面内质网及线粒体，糖原较多。纤维型星形胶质细胞胞质中胶质丝丰富。星形胶质细胞的功能包括支持和营养神经元；分泌神经营养因子及多种生长因子；构成血脑屏障，参与物质交换；修复。

2. 少突胶质细胞（oligodendrocyte）

少突胶质细胞直径6～8 μm，突起少；核卵圆形、偏位，核内异染色质多；胞质基质深染，核糖体、粗面内质网较多，高尔基体明显，线粒体呈不规则形、管状嵴，可见微管。其功能是包裹神经元的轴突形成髓鞘。

3. 小胶质细胞（microgliocyte）

小胶质细胞位于灰质、白质及血管周围，胞体小，核大，呈卵圆形、三角形或不规则形；胞质少，含高尔基体、线粒体及溶酶体，其主要功能是吞噬。中枢神经系统损伤时，小胶质细胞可转化为巨噬细胞，吞噬细胞碎片及髓鞘。

（三）神经纤维（nerve fiber）

神经纤维由神经元的突起和少突胶质细胞的突起构成，传导神经冲动。

（1）有髓神经纤维（myelinated nerve fiber）：有髓神经纤维内为神经元轴突，轴突内有神经微丝、线粒体等成分，外被轴膜；有髓神经纤维外为少突胶质细胞的突起形成的髓鞘。

（2）无髓神经纤维（unmyelinated nerve fiber）：神经元突起外无髓鞘结构。

（四）神经毡（neuropil）

神经毡位于神经元和神经胶质细胞的胞体之间。由无髓神经纤维、有髓神经纤维和神经胶质细胞突起构成。

（五）毛细血管（capillary）

毛细血管位于神经毡内，与胶质膜共同构成血脑屏障。内皮细胞呈扁平状，细胞之间有紧密连接；胞质连续，其内线粒体较多，吞饮小泡少；基膜完整、连续（见图10-16）。

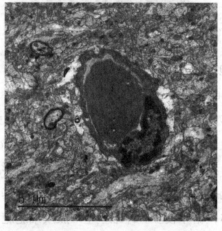

图10-16　神经毡内的毛细血管

二、中枢神经系统的基本病变

（1）神经元水样变性：细胞水肿发展到严重阶段出现的病变。表现为神经元胞质中线粒体肿胀、嵴消失；粗面内质网扩张；核周间隙扩张。缺血、缺氧、电离辐射、微生物毒素等均可造成神经元水样变性。

（2）神经元变暗、皱缩：神经元体积变小，染色变深。

（3）多种形态的颗粒沉积：表现为神经元胞质内脂褐素、髓样小体、斑马纹小体等多种形态的颗粒沉积。见于老年痴呆、脑白质营养不良、代谢性疾病等。

（4）神经原纤维变性：病变表现多样，可表现为神经原纤维在细胞内的聚集；也可表现为神经原纤维粗细不等、排列紊乱，呈缠结状，形成神经原纤维缠结，见于阿尔茨海默病。

（5）核质和胞质中出现病毒核衣壳：在神经元核质和胞质中出现病毒核衣壳，见于病毒性疾病，如单纯疱疹病毒脑炎。

（6）血管源性脑水肿：血管源性脑水肿时，星形胶质细胞明显肿胀，有的细胞膜完全消失，有的可保存部分细胞膜。血管周围可见大量电子密度低的水肿液聚积。较常见于脑肿瘤、脑挫伤病变、炎症病灶周围或某些有毒因子损伤血管等情况。

三、周围神经系统的正常超微结构

周围神经系统是由神经节和周围神经所组成的。神经元胞体集聚的部位称为神经节。周围神经外面有一层致密结缔组织膜，即神经外膜。外膜包裹许多粗细不等的神经纤维束，每一个神经束均由神经束膜围绕。神经束膜的外层为结缔组织，内层为几层扁平细胞组成的神经束膜上皮。神经束膜上皮基底面有基膜。神经束内的每条神经纤维又有薄层疏松结缔组织包绕，称神经内膜。一条周围神经内有多个神经纤维，这些神经纤维粗细不等，髓鞘或有或无。

1.有髓神经纤维

有髓神经纤维由轴索、髓鞘、神经膜构成。髓鞘及神经膜呈鞘状包裹在轴索周围。

（1）神经膜细胞：又称施万细胞（Schwann），呈梭形，表面有基膜；核呈卵圆形；胞质内含有线粒体、粗面内质网、高尔基体、溶酶体、微管及微丝。施万细胞的细胞膜大部分形成髓鞘，其最外层含核的薄层细胞质部分，与基膜一起，被称为神经膜。

（2）髓鞘：神经膜细胞的质膜反复包绕在轴索外面，形成规则的同心圆状排列的明暗相间的板层结构，为髓鞘，每板层间相距12 nm。在轴索的起始部无髓鞘包裹，称起始段。起始段远侧的轴索部分，髓鞘呈节段性包卷轴索，其中断处被称为郎飞结，此处的轴索裸露而没有髓鞘包裹，在纵切面可见。而横切面，在髓鞘板层内可见施兰切迹，是形成髓鞘时呈螺旋状缠绕轴索的条状细胞质通道，与细胞外、内边缘的胞质相通。

（3）轴索：神经细胞胞质向外伸展的突起。表面有轴膜包裹，轴浆内可见神经微丝、神经微管、线粒体等细胞器。轴膜与施万细胞膜之间有15～18 nm间隙。

2.无髓神经纤维

无髓神经纤维是由一个施万细胞包绕许多较细的轴索形成的，无髓鞘结构，一条无髓神经纤维可以含有多条轴索。

四、周围神经系统的基本病变

电镜检查是周围神经活检病理检查中的重要组成部分，它不仅能阐明病变神经的超微结构改变，而且能为疾病的病因提供有价值的线索。如某些贮积病、变性疾病、溶酶体有蓄积的中毒性神经病和炎性脱髓鞘性多发性神经病等，均有明显的超微结构病变特征。

周围神经系统的基本病变包括轴索、髓鞘、神经膜细胞等神经结构的病变，还包括结缔组织和血管等间质的病变。主要以神经结构的病变为主。

（1）轴索变性：轴索原发受损发生的变性，早期表现为轴索局部肿胀。不同病因引起的轴索变性，其早期的病变有所不同。有的表现为神经微丝增多、聚集；有的表现为线粒体肿胀变性。

（2）轴索萎缩：轴索变细，轴膜逐渐与髓鞘板层的最内层分离。髓鞘发生折叠，形成皱褶，与轴索间出现较大间隙。

（3）沃勒变性：周围神经被机械性横切或各种原因造成轴索横断，使其与神经元的联系中断后，在周围神经远端发生的一系列病变（见图10-17）。轴索横断发生12 h，远端轴索发生水样肿胀，线粒体变性。发生24 h，轴索密度增加，神经微丝、微管及粗面内质网发生颗粒性溶解；髓鞘崩解成碎片或板层疏松呈不规则的膜样团块。发生第3天，轴索崩解、髓鞘更广泛地崩解。第5天，出现再生的轴索。第8周，神经膜细胞内出现无髓神经纤维。

（4）原发性节段性脱髓鞘：大口径的有髓神经纤维髓鞘板层完全分离，其间有水肿液、崩解的碎片或板层疏松分离。轴索保持完好，神经膜细胞很少或没有改变（见图10-17）。

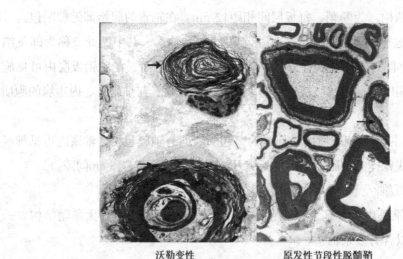

沃勒变性　　　　　　　　原发性节段性脱髓鞘

图10-17　沃勒变性和原发性节段性脱髓鞘

（5）再生：神经膜细胞增生，排列紧密。新生的有髓神经纤维轴索粗、髓鞘薄。

小 结

心肌细胞的细胞核多位于细胞中央，数量为1个，胞质内最多的是两种结构，一是肌原纤维，上面可见肌节结构；二是大量的线粒体纵向排列在肌原纤维之间，为其提供能量。除此之外，还可见到肌浆网、糖原及闰盘结构。其基本病变主要表现为肌原纤维的溶解、断裂，线粒体结构和数量的改变等。

肾脏结构复杂，主要观察肾小球的结构，其内可见到血管内皮细胞、系膜细胞、足细胞、壁层上皮细胞、基底膜和系膜基质。病理状态下，肾小球的超微结构改变主要表现为以上结构的改变，重点关注免疫复合物沉积的部位、足突是否融合或微绒毛化、内皮细胞是否增生肿胀、系膜区是否增生以及足细胞的变化。

肝脏是人体内最大的消化腺，承担着三大物质代谢的重任。正常的肝脏组织中，主要观察的是肝细胞。肝细胞多呈多边形，体积大，核大圆形，常染色质丰富，可见双核，胞质内细胞器丰富，含有丰富的线粒体、粗面内质网、滑面内质网、溶酶体、糖原、脂滴等。肝血窦内可见枯否细胞，窦周间隙内可见贮脂细胞。胆小管内有较多的微绒毛。病理状态下，肝细胞的基本病变主要为肝细胞肿胀、溶解性坏死、嗜酸性变以及脂肪变性。

神经系统中最重要的细胞就是神经元。神经元分为胞体和突起两部分。胞体体积大，核大；圆形、核仁明显，鸟眼状核；胞质内可见线粒体、粗面内质网、高尔基体等细胞器。突起分为树突和轴突。神经元与神经元之间、神经元与非神经细胞之间可形成突触结构。突触由突触前部、突触后部和突触间隙组成。突触前部可见突触小泡和线粒体结构。周围神经系统中主要观察的是有髓神经纤维的结构，注意髓鞘的壳层结构、轴索与髓鞘最内层之间的关系。

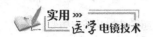

第十一章　肿瘤组织的超微结构

肿瘤是机体的细胞异常增殖形成的新生物，常表现为机体局部的异常组织团块。肿瘤的形成是在各种致瘤因素的作用下，细胞生长调控发生严重紊乱的结果。肿瘤，尤其是恶性肿瘤对人体的危害是不言而喻的。因此，对于肿瘤的早期诊断及正确诊断非常重要。但是在肿瘤病理诊断中约有10%分化不良或异型性大的肿瘤，通过常规的病理诊断难以确定其组织类型，需要借助电镜明确诊断。无论肿瘤分化程度的高低，其在超微结构上仍不同程度地保持着与起源组织相类似的特征。电镜具有高分辨率及高放大倍数，可以观察肿瘤细胞内部的超微结构及细胞间的关系，有助于判断肿瘤的组织类型及分化程度，可作为常规光镜诊断的补充。

第一节　肿瘤细胞的一般超微结构

肿瘤组织在形态和功能上与其起源的正常组织的相似之处，称为肿瘤的分化。相似的程度称为肿瘤的分化程度。肿瘤的组织形态和功能越是类似某种正常组织，说明其分化程度越高或分化好；与正常组织相似性越小，则分化程度越低或分化差。未分化肿瘤，分化极差，以致无法判断其分化方向。

肿瘤组织结构和细胞形态与相应的正常组织有不同程度的差异，称为肿瘤的异型性，包括结构异型性和细胞异型性。肿瘤细胞形成的组织结构，在空间排列方式上与相应正常组织的差异，称为肿瘤的结构异型性。正常组织细胞排列有序，有一定极向。而恶性肿瘤内的肿瘤细胞排列杂乱，极向丧失，可以表现为肿瘤细胞方向错乱，核位于近表面，肿瘤细胞与腔面平行，微绒毛面向间质面等。肿瘤的细胞异型性，可有多种表现。

一、质膜及其特化结构的超微结构

肿瘤细胞的质膜与非肿瘤细胞相比，不规则性明显，尤其是在异型性明显的恶性肿瘤细胞中，表现为细胞表面凹凸不平，有许多不规则的隆起和深浅不一的凹陷。

（1）伪足：参与肿瘤细胞运动的伪足主要有丝状伪足、片状伪足、侵袭性伪足和足体。细胞表面细长的膜突起为丝状伪足，常呈齿状交错排列，主要负责细胞黏附。而细胞表面较宽且短的膜突起为片状伪足，对于细胞的长距离迁移有着重要作用。侵袭性伪足只在细胞侵袭的过程中出现，无固定形态。目前认为丝状伪足是由片状伪足发展而来，而足体被认为是侵袭性伪足的前体。

（2）微绒毛：细胞表面的细小指状突起，常见于细胞的游离面。肿瘤细胞表面微绒毛可以增多或消失。恶性肿瘤细胞表面的微绒毛形态异常，数量多且长，方向杂乱，长短、粗细不一。虽然不同类型的肿瘤细胞表面微绒毛的外观千姿百态，但其超微结构大体相同，微绒毛的基部与细胞膜连续，其内有微丝、核糖体和少量无结构的胞质成分。微丝与微绒毛长轴相平行，呈束状排列，由微绒毛基部延伸至顶端。

（3）纤毛：与微绒毛相比，纤毛粗且长。在正常细胞中，纤毛内纵行微管的排列方式是"9+2"结构。在肿瘤细胞中，纤毛内微管的排列方式常为"9+0"结构或其他异常结构。肿瘤细胞的纤毛数量可多可少，也可为单纤毛。纤毛可生长于细胞的游离面，也可出现在异常部位，如出现在胞质内。

纤毛常见于甲状腺和女性生殖道的高分化上皮性肿瘤，如甲状腺乳头状和滤泡性癌、卵巢的浆液性囊腺瘤、低度恶性浆液性囊腺癌、子宫内膜和子宫颈的腺癌。然而，在甲状腺和女性生殖道的低分化肿瘤中，纤毛多减少。值得注意的是，呼吸道上皮的恶性肿瘤通常缺乏纤毛。

（4）细胞连接：恶性肿瘤中，细胞连接常表现为数目减少、消失，或分布不均、长短不一。分化低的肿瘤，细胞连接发育不良，数目明显减少；未分化的肿瘤，常常无细胞连接形成，或只形成原始的细胞连接。

细胞连接的有无、类型和结构对肿瘤类型的识别非常重要。在腺上皮和移行上皮的肿瘤中常可见连接复合体。鳞状上皮的肿瘤具有典型的带张力丝束的桥粒。一侧质膜下的半桥粒伴不连续的外板，是间充质肿瘤的标记；紧密接触的细胞质膜出现两侧相对的中间连接，也是间充质肿瘤的标记。

二、细胞质的超微结构

在电镜诊断中，肿瘤的分类和分型主要是根据细胞质的分化表型。

（1）胞质颗粒：种类很多。如，神经分泌颗粒（APUD颗粒），发生于各型APUD肿瘤中，一般为圆形，有界膜，致密芯。黑色素颗粒对诊断黑色素瘤有决定性意义。而角化透明颗粒则出现于高分化的鳞状上皮肿瘤细胞中。

（2）胞质丝：需要注意观察胞质丝的粗细、排列、多少和有无。微丝见于各种肌源性肿瘤，在其他肿瘤中也可见到。粗肌丝见于横纹肌肿瘤。中间丝包括张力丝、胶质丝、神经丝。其中，张力丝主要见于鳞状细胞肿瘤；胶质丝见于星形细胞和少突胶质细胞肿瘤；神经丝见于神经元的肿瘤。

（3）微管：在肿瘤细胞中无特异性，可多可少，或阙如。

（4）内质网：分化程度高的肿瘤细胞中，内质网发育良好；而未分化的肿瘤细胞中，内质网数量较少。在浆细胞、B淋巴细胞、肝细胞、纤维母细胞等细胞中，粗面内质网丰富。内分泌腺的肿瘤细胞中，粗面内质网可形成板层小体或呈同心圆状排列。而在产生甾类激素的肿瘤细胞中，滑面内质网丰富。

（5）多聚核糖体：一般在分化低的肿瘤细胞或生长速度快的细胞中，核糖体多；在高分化的肿瘤细胞中，核糖体少。

（6）高尔基体：高尔基体的发育程度常反映肿瘤的分化状态。分泌活跃的细胞中，高尔基体发育良好，并伴不同程度的扩张。而在高度未分化的肿瘤细胞中，高尔基体不明显，发育不好。

（7）线粒体：线粒体的形状和大小在不同肿瘤细胞中常有不同程度的变化。在恶性肿瘤细胞内，线粒体形态异常，可表现为形状细长、环形、嵴与线粒体长轴平行、巨形线粒体等。管泡状嵴的线粒体多见于产生甾类激素的肿瘤细胞中。线粒体基质可疏可密，有时可形成不同性质的结晶或包涵物。

（8）糖原：软骨肿瘤细胞中，糖原在胞质周边可聚集成池。在光镜下可见的许多透明细胞的肿瘤是由于细胞质内大量糖原和（或）脂质聚集而致。

（9）脂质和脂褐素：在肾上腺皮质肿瘤细胞中，脂质和脂褐素丰富。

三、细胞核的超微结构

（1）形状：高度恶性的肿瘤，细胞核的形状不规则，可出现核裂、核袋、核突、曲核、脑形核等，扩大了细胞核的表面积，借以增加细胞核与细胞质之间的物质交换。

（2）大小：生长活跃的恶性肿瘤，细胞核体积明显增大，核质比增大。

（3）数目：恶性肿瘤细胞中，多核现象明显。

（4）核仁：在肿瘤细胞尤其是恶性肿瘤细胞中，核仁肥大，核仁与核的比例增大。核仁的数目增多，并且呈偏位，位于核膜下。核仁的轮廓常不清。但是在高度恶性的小细胞肿瘤中，核仁常不明显。

（5）染色质：在生长旺盛的肿瘤细胞中，常染色质增加，异染色质减少。

（6）核分裂：核分裂现象常见。

（7）核内包含物：核内包含物包括核内真包含物和核内假包含物。核内假包含物，实际上是胞质的一部分，随核膜凹陷入核中，有核膜将其与核质分开，这是三维结构图像在二维结构平面上的一种假象。核内真包含物，与核质间无核膜分隔，可以为糖原、脂质、纤维束、结晶、胞质成分等。

（8）核膜：肿瘤细胞的核膜无特异性改变，可有核孔增大。

第二节　几种恶性肿瘤的超微结构特点

一、胃腺癌

（1）肿瘤细胞呈柱状，表面有微绒毛，常见肠上皮型微绒毛化生，粗且长，排列密集整齐。

（2）胞质内粗面内质网及线粒体丰富，高尔基体可见。胞质顶端常有分泌颗粒聚集，圆形，大小不一，有界膜，中等或高电子密度。也常见黏液颗粒，具有中等絮状或苍白的低电子密度基质。

（3）细胞核大，形状不规则，常染色质及核仁十分明显。

（4）肿瘤细胞常排列紧密，高分化和中分化癌的连接复合体完整，发育良好，细胞侧面和底面质膜可呈交指状镶嵌；低分化癌的各种细胞连接发育差，数量减少。

二、肝细胞癌

（1）肿瘤细胞与正常肝细胞相似，尤其是高分化肝细胞癌，呈不规则的多边形，紧密排列成条索或巢状。

（2）肿瘤细胞有三个邻界面：毛细胆管面、血窦面和相邻肿瘤细胞面，各个面都有微绒毛结构。

（3）肿瘤细胞内粗面内质网发达，有的粗面内质网类似胚胎肝细胞，呈短板层状排列，有的排列成同心圆板层或指纹状板层结构，也可有池内隔离。滑面内质网也较多，管泡状，有时扩张呈大泡。胞质内线粒体十分丰富。低分化肝细胞癌粗面内质网、滑面内质网和线粒体都明显减少。糖原与正常肝细胞相比数量减少。高尔基体发达，常倾向于靠近毛细胆管面的胞质区。胞质内也可出现甲胎蛋白颗粒。

（4）细胞核大，圆形或卵圆形，常染色质多，核仁肥大，可有多个核仁。

（5）高分化肝细胞癌中常有毛细胆管形成。毛细胆管常由两个或两个以上的细胞围绕而成，腔面内微绒毛多少不一。

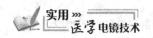
（6）高分化肝细胞癌中血窦明显，内皮细胞无孔，窦壁呈连续性，可见Disse腔，其内有肿瘤细胞伸出的微绒毛。

三、肺鳞状细胞癌（高分化）

（1）肿瘤细胞体积大，多角或多边形。

（2）肿瘤细胞间隙增宽，是鳞癌的重要特征。

（3）肿瘤细胞表面有许多粗细不一的突起，横跨细胞间隙，通过桥粒与相邻细胞的突起相连，构成光镜下可见的细胞间桥。

（4）肿瘤细胞胞质内张力丝丰富，成束排列，可向桥粒汇集，使张力丝束与桥粒垂直。

（5）细胞间桥粒的数量多。发育好、结构典型的桥粒，常与张力丝束相连，称为桥粒-张力丝复合体。桥粒-张力丝复合体和胞质的张力丝，是识别鳞状上皮分化的超微结构标准。

（6）肿瘤细胞胞质内角化透明颗粒常见，呈长方形或椭圆形，电子密度高，无界膜。

（7）高分化鳞癌中可见角化性细胞，胞质内充满高密度的丝，细胞器极少，细胞边缘电子密度加深。

四、毛细胞白血病

（1）肿瘤细胞表面有许多细长的毛样突起，为毛细胞白血病最突出的超微结构特征。突起直径0.1～0.5 μm，长短不等，可有分支。

（2）肿瘤细胞的胞质内常有核糖体板层复合体，存在于1/2病例和20%～100%的细胞中，是毛细胞白血病的重要诊断指标。

（3）细胞内线粒体数量多，体积大，内质网较丰富，高尔基体较发达，微饮泡和大泡明显，常见核旁微丝，胞质内有糖原，少数细胞胞质内可见小的致密颗粒。

（4）核呈圆形或卵圆形，常有深的凹陷。

五、黑色素瘤

电镜对黑色素很少或无黑色素的黑色素瘤的诊断可以发挥决定性作用。

（1）肿瘤细胞形状多样，可呈上皮样多角形、星芒状、梭形等，常呈丛团状排列。

（2）肿瘤细胞间细胞连接不常见。

（3）肿瘤细胞表面常有丰富而细长的微绒毛突起或树枝状突起。

（4）肿瘤细胞内黑色素小体数量多少不等。典型的Ⅱ、Ⅲ期黑色素小体呈圆形或椭圆形，单层膜包绕，其内可见8～10 nm的螺旋状周期横纹。黑色素小体对黑色素瘤的诊断具有重要意义。

（5）肿瘤细胞内常有衣平行小管，即在高度扩张的粗面内质网池中，有成束的平行微管聚集，横切面时可见每根小管外裹以模糊的絮状外衣，小管内径15 nm，小管间的距离不规则。衣平行小管最常见于黑色素瘤，虽非特异性，但是对黑色素瘤的诊断也有着重要价值，仅次于黑色素小体。

（6）高尔基体发育良好，线粒体数量多少不等。

（7）细胞核形状不规则，可见深凹陷，甚至出现胞质包涵体，核内以常染色质为主，核仁明显。

小　结

肿瘤细胞与其所来源的正常组织细胞相比，具有异型性。虽然肿瘤形成与细胞核内DNA分子链上的基因异常有关，但是在超微结构水平，细胞核很少显示出有重要诊断意义的特异性变化，对肿瘤的分类和分型主要依据细胞质的分化表型。

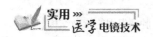

第十二章　细胞凋亡与细胞自噬

人体内的细胞注定是要死亡的，有些死亡是生理性的，有些死亡则是病理性的。有关细胞死亡过程的研究，一直都是生物学和医学研究的热点。根据细胞死亡模式的不同，可将细胞死亡分为三种类型：细胞坏死、细胞凋亡以及由细胞自噬引起的自噬性死亡。细胞坏死是一种由各种理化因素及病理性因素引起的以细胞肿胀、细胞器崩解，最后细胞膜破裂为主要表现的细胞死亡类型。而细胞凋亡和由细胞自噬引起的死亡则属于细胞程序性死亡。

第一节　细胞凋亡

细胞凋亡是细胞的一种基本生物学现象，在多细胞生物去除不需要的或异常的细胞中起着必要的作用。它在生物体的进化、内环境的稳定以及多个系统的发育中起着重要的作用。细胞凋亡不仅是一种特殊的细胞死亡类型，而且具有重要的生物学意义及复杂的分子生物学机制。凋亡是多基因严格控制的过程。这些基因在种属之间非常保守，如Bcl-2家族、caspase家族、癌基因C-myc、抑癌基因P53等。凋亡过程的紊乱可能与许多疾病的发生有直接或间接的关系，如肿瘤、自身免疫性疾病等。

一、细胞凋亡的研究历史

（一）凋亡概念的形成

1965年，澳大利亚科学家Kerr发现，结扎鼠门静脉后，电镜观察到肝实质组织中有一些散在的死亡细胞，这些细胞的溶酶体并未被破坏，显然不同于细胞坏死。这些细胞体积收缩、染色质凝集，从其周围的组织中脱落并被吞噬，而机体无炎症反应。1972年，Kerr等三位科学家首次提出了细胞凋亡的概念，宣告了对细胞凋亡的真正探索的开始。

（二）细胞凋亡的形态学及生物化学研究阶段

（1）利用光镜和电镜对形态学特征进行了详细的研究。

（2）染色体DNA的降解：细胞凋亡的一个显著特征就是细胞染色质的DNA降解。

（3）RNA/蛋白质大分子的合成。

（4）钙离子变化：细胞内钙离子浓度的升高是细胞发生凋亡的一个重要条件。

（5）内源性核酸内切酶：细胞发生凋亡需要内源性核酸内切酶参与。

（三）细胞凋亡的分子生物学研究阶段

（1）与细胞凋亡相关的基因及调控机制。

（2）细胞凋亡的信号转导。

（3）参与细胞凋亡的各种分子及其相互作用。

（四）细胞凋亡的临床应用研究阶段

细胞凋亡的研究有利于阐明疾病的发生机制以及探索新的治疗方法。

二、细胞凋亡的一般概念

细胞凋亡是指为维持内环境稳定，由基因控制的细胞自主的有序性的死亡。细胞凋亡与细胞坏死不同，细胞凋亡不是一个被动过程，而是主动过程，它涉及一系列基因的激活、表达以及调控等作用，它并不是病理条件下自体损伤的一种现象，而是为更好地适应生存环境而主动争取的一种死亡过程。细胞发生凋亡时，如同树叶或花的自然凋落，对于这种生物学观察，借用希腊词"Apoptosis"来表示，可译为细胞凋亡。

三、细胞凋亡的生物学意义

细胞凋亡在多细胞生物个体发育的正常进行、自稳平衡的保持以及抵御外界各种因素的干扰方面都起着非常关键的作用，如蝌蚪尾的消失，骨髓和肠的细胞凋亡，脊椎动物的神经系统的发育，发育过程中手和足的形成过程等。

四、细胞凋亡的超微结构变化

电镜下，细胞凋亡的形态学变化表现如下。

（1）细胞膜及其特化结构的变化：细胞膜完整，无破损；细胞表面的特化结构如微绒毛、细胞突起、细胞间连接等消失。细胞成为表面光滑的球形。

（2）细胞核的变化：早期染色质聚集于核膜下或核中央。染色质使细胞核呈现新月形、花瓣形或环形等。晚期形成核碎片。

（3）细胞质的变化：细胞质浓缩。早期线粒体变大，嵴增多，表现为线粒体增

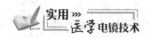
殖，然后，增殖线粒体空泡化。核糖体逐渐从内质网上脱离，内质网囊腔扩大，并逐渐与质膜融合。

（4）凋亡小体的形成：凋亡细胞内聚集的染色质块，经核碎裂形成大小不等的核碎片，然后整个细胞通过发芽、起泡等方式形成一个个球形的突起，并在其根部绞窄而脱落形成一些大小不等，内含胞质、细胞器及核碎片的膜包小体，即凋亡小体（见图12-1）。

凋亡小体很快就会被邻近的巨噬细胞、上皮细胞等吞噬、降解，整个凋亡过程中，细胞膜保持完整，细胞内容物不释放出来，不引起炎症反应。

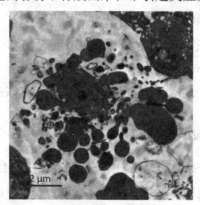

图12-1　凋亡小体

五、细胞凋亡与医学

细胞凋亡之所以成为人们研究的一个热点，在很大程度上决定于细胞凋亡与临床疾病的密切关系。这种关系不仅表现在凋亡及其机制的研究，阐明了一大类免疫疾病的发病机制，而且还与疾病新疗法的出现密切相关，特别是细胞凋亡与肿瘤及艾滋病之间的研究。

（1）HIV病毒感染造成$CD4^+T$细胞减少是通过细胞凋亡机制：HIV感染引起艾滋病，其主要的发病机制是HIV感染后特异性地破坏$CD4^+T$细胞，使$CD4^+T$细胞以及与其相关的免疫功能缺陷，易导致机会性感染及肿瘤。但HIV感染后怎样特异性破坏$CD4^+T$细胞呢？研究认为，$CD4^+T$淋巴细胞绝对数显著减少的原因，主要是通过细胞凋亡机制造成的。这不仅阐明了艾滋病时$CD4^+T$细胞减少的主要原因，同时也为艾滋病的治疗研究指明了一个重要的探索方向。

（2）从细胞凋亡角度看，肿瘤的发生是由于凋亡受阻所致：一般认为恶性转化的肿瘤细胞是因为失控生长，过度增殖所致。从细胞凋亡的角度看则认为是肿瘤的凋亡机制受到抑制不能正常进行细胞死亡清除的结果。肿瘤细胞中有一系列的癌基因和原癌基因被激活，并呈现过表达状态。这些基因的激活和肿瘤的发生发展之间有着极为密切的关系。癌基因的激活与表达，直接刺激了肿瘤细胞的生长。许多种类的癌基因表达后，阻断了肿瘤细胞的凋亡过程，因而导致肿瘤细胞的数量增加。可以说，肿瘤的发生是由于肿瘤细胞的凋亡受阻所致。

（3）细胞凋亡的研究将给自身免疫病带来真正的突破：自身反应性T淋巴细胞及产生抗体的B淋巴细胞是引起自身免疫病的主要机制。正常情况下，免疫细胞的活化是一个极其复杂的过程。在自身抗原的刺激作用下，识别自身抗原的免疫细胞被活化后，通过细胞凋亡得以清除。一旦这一机制发生障碍，识别自身抗原的免疫活性细胞的清除就会受阻，因而导致自身免疫疾病的发生。

第二节　细胞自噬

细胞自噬（autophagy）是细胞在应对营养匮乏、外界应激状态下的一种生存机制，在维持细胞内环境稳定、细胞能量代谢、细胞生存中起关键作用。自噬的发生通常有利于细胞生存，但是过高或过低的自噬水平都可以导致细胞死亡。自噬性细胞死亡是不同于细胞凋亡的另一种死亡方式。大量研究表明，很多因素都能诱导细胞发生自噬，如饥饿、生长因子缺乏、微生物感染、细胞器损伤、蛋白质折叠错误或聚集、DNA损伤等。此外，一些肿瘤抑制因子，如PTEN、TSC2及P53等也可以激活自噬，它们的活性降低，可能导致自噬减少或缺陷。不同肿瘤细胞的基础自噬水平不同，不同的组织中自噬发生的水平也是不同的。自噬的发生水平可能与疾病的发生以及预后都有关系。

一、细胞自噬的概念

1963年，比利时科学家Christian de Duve在溶酶体国际会议上首先提出自噬这一概念。自噬是指一些需降解的蛋白质和细胞器等胞浆成分被包裹，并最终运送至溶酶体降解的过程。细胞自噬的主要功能之一就是在细胞受到应激性的死亡威胁时，保持细胞的存活。细胞自噬参与了机体内许多重要的生理活动过程，如细胞周期、细胞死亡、干细胞的自我更新、抵御外来病原微生物、胚胎发育、免疫调节等。此外，细胞自噬功能的障碍还会导致某些疾病的发生。

二、细胞自噬的分类

根据转运细胞内底物的方式不同，细胞自噬可分为巨自噬（macroautophagy）、微

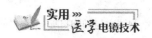

自噬（microautophagy）与分子伴侣介导的自噬（chaperone-mediated autophagy）。三种细胞自噬的机制和功能各有差别。巨自噬形成的自噬体为双层膜包裹的圆形或椭圆形结构，多位于细胞核周围、线粒体和粗面内质网附近。微自噬多吞噬少量细胞质，自噬体较小。分子伴侣介导的自噬的主要特点是细胞质内的蛋白质直接经溶酶体膜转运入溶酶体腔，不需形成自噬体。其中，巨自噬是研究最广泛、最深入的自噬形式，一般所说的细胞自噬指的就是巨自噬。下面就介绍一下透射电镜下巨自噬的形态学特点。

三、细胞自噬的超微结构特点

在内外刺激因素的作用下，细胞通过自噬基因调控组装自噬前体，为游离的双层膜结构，两层膜间的内腔无明显的有形成分，透射电镜下呈较低的电子密度。自噬前体多呈新月形或半环形，新月形自噬前体较短而内腔较宽。随着自噬前体不断延长和增大曲度，内腔明显变窄。自噬前体包裹细胞质、退变的细胞器等形成自噬体。自噬体是在自噬过程中新形成的双层膜囊泡，可吞噬大量细胞内物质，并将自噬产物运输到溶酶体进行降解。在微管的运输作用下，自噬体与溶酶体靠近，自噬体外膜与溶酶体膜融合，内膜及其包裹的物质进入溶酶体，形成自噬溶酶体（见图12-2）。自噬溶酶体多呈圆形或椭圆形，在早期自噬溶酶体，溶酶体内含单层膜包被的自噬体。在晚期自噬溶酶体中，自噬体内膜被溶酶体酶降解，继而内容物被降解，营养成分被细胞重新利用。自噬溶酶体内容物的降解时间取决于内容物的大小和成分。有研究表明，在饥饿条件下，自噬体约在10 min内出现，1 h达到高峰，半衰期约30 min。自噬体向自噬溶酶体转变需要7～8 min。需要指出的是，在不同细胞和不同刺激状态下，自噬体的形成和向自噬溶酶体转变的差别较大。

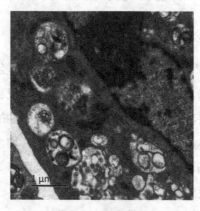

1 μm

图12-2　细胞自噬

细胞自噬现象自1962年通过透射电镜发现后，在相当长的一段时间内，人们对于细胞自噬的认识是有限的，曾经一度与细胞凋亡相混淆。近年来，随着人们对细胞自噬研究的逐渐深入，现已明确细胞自噬与细胞凋亡，无论是在形态学还是在发生机制上都是不同的。细胞自噬的研究方法众多，但是透射电镜观察是金标准。

小 结

细胞凋亡是细胞的一种基本生物学现象，在多细胞生物去除不需要的或异常的细胞、生物体的进化、内环境的稳定以及多个系统的发育中起着重要的作用。细胞凋亡的超微结构改变主要表现在细胞膜和细胞核上，细胞膜完整，无破损；细胞表面的特化结构消失，呈光滑的球形。早期染色质聚集于核膜下或核中央，使细胞核呈现新月形、花瓣形或环形等形状，晚期则形成核碎片。细胞凋亡最典型的超微结构改变就是凋亡小体的形成。

细胞自噬是细胞在应对营养匮乏、外界应激状态下的一种生存机制，在维系细胞内环境稳定、细胞能量代谢、细胞生存中起关键作用。细胞自噬可分为巨自噬、微自噬与分子伴侣介导的自噬，其中研究最为深入的是巨自噬，通常所说的自噬指的就是巨自噬。典型的自噬体为双层膜包裹的圆形或椭圆形结构，其内可见细胞质、退变的细胞器等内容物，多位于细胞核周围、线粒体和粗面内质网附近。

参考文献

[1] 黄文清. 肿瘤电子显微镜诊断学 [M]. 上海: 上海科学技术出版社, 1992.

[2] 付洪兰. 实用电子显微镜技术 [M]. 北京: 高等教育出版社, 2004.

[3] 杨勇骥, 汤莹, 叶煦亭, 雷长海. 医学生物电子显微镜技术 [M]. 上海: 第二军医大学出版社, 2012.

[4] 李伯勤, 张圣明. 医学超微结构基础 [M]. 济南: 山东科学技术出版社, 2003.

[5] 汪克建. 医学电镜技术及应用 [M]. 北京: 科学出版社, 2013.

[6] 应国华. 医学生物学电镜技术与细胞超微结构 [M]. 香港: 香港现代出版社, 1993.

[7] 陈力. 生物电子显微术教程 [M]. 北京: 北京师范大学出版社, 1998.

[8] 李和, 周莉. 组织化学与细胞化学技术 (第2版) [M]. 北京: 人民卫生出版社, 2014.

[9] 凌诒萍, 俞彰. 细胞超微结构与电镜技术 [M]. 上海: 复旦大学出版社, 2004.

[10] 杭振镳. 人体肿瘤超微结构图谱 [M]. 上海: 上海科学技术出版社, 1984.

[11] 王春梅, 黄晓峰, 杨家骥. 细胞超微结构与超微结构病理基础 [M]. 西安: 第四军医大学出版社, 2004.

[12] 杭振镳, 蔡文琴. 电子显微镜术在临床医学的应用 [M]. 重庆: 重庆出版社, 1988.

[13] 武忠弼. 超微病理学基础 [M]. 北京: 人民卫生出版社, 1990.

[14] 武忠弼. 超微病理诊断学 [M]. 上海: 上海科学技术出版社, 2003.

[15] 中国医学科学院. 医学生物学电子显微镜图谱 [M]. 北京: 科学出版社, 1978.

[16] 成令忠. 组织学 (第二版) [M]. 北京: 人民卫生出版社, 1994.

[17] 邹仲之, 李继承. 组织学与胚胎学 (第8版) [M]. 北京: 人民卫生出版社, 2013.

[18] 孙异临. 脑肿瘤与神经组织电镜图谱 [M]. 北京: 人民卫生出版社, 2018.

[19] 佘锐萍. 动物超微结构及超微病理学 [M]. 北京: 中国农业大学出版社, 2018.

[20] 洪涛, 王健伟. 医学病毒图谱 [M]. 北京: 科学出版社, 2016.

[21] 洪涛. 生物医学超微结构与电子显微技术 [M]. 北京: 科学出版社, 1984.

[22] 凌诒萍. 细胞生物学 [M]. 北京: 人民卫生出版社, 2001.

[23] 郭振玺, 王晋, 张丽娜, 等. 我国冷冻电镜平台建设现状及其发展 [J]. 中国科技资源导

刊, 2020, 52 (6): 52-62.

[24] 张晓凯, 张丛丛, 刘忠民, 等. 冷冻电镜技术的应用与发展 [J]. 科学技术与工程, 2019, 19 (24): 9-17.

[25] 杨慧, 李慎涛, 薛冰. 冷冻电镜技术: 从原子尺度看生命 [J]. 首都医科大学学报, 2017, 38 (05): 770-776.

[26] 尹长城. 君欲善其事, 必先利其器! —2017 年诺贝尔化学奖评介 [J]. 中国生物化学与分子生物学报, 2017, 33 (10): 979-984.

[27] 丁明孝, 梁凤霞, 洪健, 李伯勤, 王素霞, 朱平. 生命科学中的电子显微镜技术 [M]. 北京: 高等教育出版社, 2021.

[28] 史景泉, 陈意生, 卞修武. 超微病理学 [M]. 北京: 化学工业出版社, 2005.

[29] 左伋, 刘艳萍. 细胞生物学 (第三版) [M]. 北京: 人民卫生出版社, 2015.

[30] 张文丽, 李倩, 张艾敬. 医用电子显微镜实验技术 [M]. 天津: 天津科学技术出版社, 2018.

[31] MA L, LI Y, PENG J, et al. Discovery of the migrasome, an organelle mediating release of cytoplasmic contents during cell migration [J]. cell research, 2015, 25 (1): 24-38.

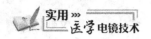

附　录

附录一　电镜技术常用溶液的配制

1. 0.2 mol/L磷酸缓冲液（Phosphate Buffer，PB）

0.2 mol/L Na_2HPO_4溶液配制

$Na_2HPO_4 \cdot 2H_2O$　　35.61 g

或　$Na_2HPO_4 \cdot 7H_2O$　　53.65 g

或　$Na_2HPO_4 \cdot 12H_2O$　　71.64 g

加蒸馏水至　　1 000 mL

0.2 mol/L NaH_2PO_4溶液配制

$NaH_2PO_4 \cdot H_2O$　　27.60 g

或　$NaH_2PO_4 \cdot 2H_2O$　　31.21 g

加蒸馏水至　　1 000 mL

不同pH 0.2 mol/L磷酸缓冲液配制

pH	0.2 mol/L Na_2HPO_4（mL）	0.2 mol/L NaH_2PO_4（mL）
5.8	4	46
6.0	6.15	43.85
6.2	9.25	40.75
6.4	13.25	36.75
6.6	13.75	31.25
6.8	24.5	25.5
7.0	30.5	19.5
7.2	36	14
7.4	40.5	9.5
7.6	43.5	6.5
7.8	45.75	4.25
8.0	47.35	2.65

注：如配制成0.1 mol/L磷酸缓冲液，则按上述比例用蒸馏水稀释成100 mL即可。

2. 1 mol/L NaOH溶液

　　将NaOH粉末4 g，溶于100 mL蒸馏水中，充分溶解后，4℃保存待用。

3. 4%戊二醛固定液

　　25%戊二醛　　　　　　　　　16 mL

　　0.1 mol/L磷酸缓冲液　　　　　84 mL

　　混匀后，4℃保存备用

4. 2.5%多聚甲醛–2.5%戊二醛固定液

　　（1）2.5%多聚甲醛溶液：将2.5 g多聚甲醛粉末溶于60 mL蒸馏水中，在60～70℃条件下，边加热边用玻璃棒搅拌，约半小时左右，逐滴加入1 mol/L NaOH直至溶液变澄清为止。待溶液冷却至室温，用滤纸过滤溶液，再用1 mol/L NaOH调整pH至7.2～7.4，然后用蒸馏水调整溶液体积至100 mL。

　　（2）2.5%戊二醛溶液：将25%戊二醛10 mL与0.1 mol/L磷酸缓冲液90 mL相混合。

　　（3）将配制好的2.5%多聚甲醛溶液和2.5%戊二醛溶液按照1：1混合均匀即可，如有浑浊沉淀出现，需用滤纸过滤后使用，4℃保存。其他浓度的多聚甲醛-戊二醛固定液配制方法同上。

5. 1%锇酸溶液

　　将含有1 g锇酸的安瓶放在清洗液中浸泡，然后双蒸水冲洗干净，将锇酸安瓿直接放入盛有100 mL 0.1 mol/L磷酸缓冲液的棕色玻璃瓶内，用玻璃棒将安瓿捣碎，让结晶的锇酸和液体接触，旋紧瓶盖，室温过夜充分溶解后，–20℃长期保存。

6. 无水丙酮

　　取适量无水硫酸钠于烧杯中边加热边搅拌，烘烤至彻底脱水成散落粉末状，待粉末常温下冷却后倒入细口瓶内，再倒入100%丙酮溶液即可，4℃保存。

7. 环氧树脂包埋剂配制

　　以Eponate 12 resin为例，依据季节变化或地理位置差异，所需包埋剂硬度不同，试剂配比有所差异。

硬度	Eponate 12	DDSA	NMA	DMP-30
软	27 g	21.5 g	8.5 g	0.8 g
中	29 g	16 g	14.3 g	0.8 g
硬	31.4 g	9.3 g	20.5 g	0.8 g

　　配制需要准备一个洁净的烧杯，玻璃棒，电子天平，滤纸等，将烧杯放在天平上，精确测量每次加入试剂的重量，当加入液体量接近预定重量时需要用一次性胶头滴管逐滴缓慢加入。混合包埋剂时，需要按照包埋剂说明依次加入，每次加入试剂后都需

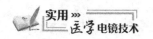

用玻璃棒将其充分搅拌均匀后，才可继续加入其他试剂。待所有试剂完全加入并充分搅拌混合，注意不能产生气泡，即可使用。包埋剂尽量现用现配。

8. 0.3%聚乙烯醇缩甲醛（Formvar膜）溶液

将0.3 g聚乙烯醇缩甲醛粉末溶于100 mL三氯甲烷溶液中，待粉末完全溶解，放置于棕色广口瓶中待用，常温下避光保存。

9. 柠檬酸铅染色液

硝酸铅粉末	1.33 g
柠檬酸钠粉末	1.76 g
蒸馏水	30 mL

充分摇动约30 min，使粉末完全溶解，液体呈白色牛奶状，加入约8 mL 1 mol/L NaOH后，溶液变澄清，再加入蒸馏水补液至50 mL。配制完成的染液，玻璃磨口瓶密封，4℃保存。

10. 醋酸双氧铀染色液

将0.3 g醋酸双氧铀加入10 mL 50%乙醇溶液中，充分摇动，待醋酸双氧铀粉末溶解达过饱和后，避光，室温保存，隔日待用。

11. 1%甲苯胺蓝染液

甲苯胺蓝粉末	1 g
蒸馏水	100 mL

用一次性胶头滴管反复吹打使其溶解，常温放置2~3 d后过滤待用，需放入棕色细口瓶，室温避光保存。

12. 3%磷钨酸

磷钨酸粉末	3 g
蒸馏水	100 mL

室温完全溶解过夜，经滤纸过滤后使用，室温下可长期保存。

13. 3%EDTA脱钙剂

将3 g EDTA放入100 mL蒸馏水中，搅拌至完全溶解即可，4℃保存。

附录二 常用的电镜生物样品制备技术

一、超薄切片技术

（一）取 材

1. 组织标本取材

从活体组织取材时，要遵循"快、准、小、轻、冷"的原则进行取材。

（1）用滴管吸取缓冲液（0.1 mol/L PB）或生理盐水把取下的小块组织上的血液和组织液冲洗干净，立即放入固定液中固定。

（2）固定24 h后可以进行修块，用新的干净的刀片将组织切成$1 \times 1 \times 2 \ mm^3$的长方体小块，组织块被剪刀剪切或镊子夹过的部分弃去，然后用牙签将组织小块轻轻挑起，放入有固定液的小瓶中浸泡固定。也可用镊子借助液体的张力移取组织小块，注意不可用力夹，每份样品保留4～5块的组织小块，置于4℃冰箱中保存。

（3）不同组织样品取材的注意事项

①肾脏：分为皮质与髓质，根据实验的要求切取相应的部位，例如，要观察肾小球的结构改变，一定要在皮质进行取材。

②肺脏：因肺中含有大量的空气，所以固定时样品往往会漂浮在固定液液面上。为了让样品充分固定，需将样品抽真空，使其完全浸没在固定液中。

③肠、血管：此类管腔型组织，在固定时要将其剖开，使内膜面得到充分固定。

④神经及脑组织：建议灌流固定后取材，注意标记神经的远端与近端。

⑤肌肉组织：为了确保能在电镜下观察到心肌或骨骼肌组织的纵切面，看到肌节结构，一定注意要在肌肉组织样品的垂直和水平方向上分别切取组织块。

2. 培养细胞取材

可在胰酶消化后，将细胞吹下，使用1.5 mL尖头离心管收集细胞。如用细胞刮刮取细胞，只能刮取一次。用PBS冲洗两遍，离心速度控制在1 000～1 500 r/min，以10 min为宜，最后一次离心结束，弃去缓冲液。沿离心管壁缓慢加入预冷的固定液0.8～1 mL，禁止重悬，置于4℃保存，固定4～6 h后送样，细胞在保存、运送过程避免冷冻或长时间常温暴露。由于电镜样本制备过程中会不可避免地损失掉一部分细胞，因此细胞必须达到一定数量，即离心后细胞团块至少为小米粒大小。

3. 如果样品为某种材料，需要测试材料是否溶于制样试剂，用以确定能否制备电镜样品。

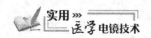

（二）前固定

4%戊二醛，4℃固定至少24 h。

（三）漂洗

磷酸缓冲液清洗浸泡2~24 h，中间需换液一次或数次。漂洗时间长短根据前固定时间长短而定，前固定时间长，漂洗时间就长。

（四）后固定

1%锇酸，室温固定1.5~2 h，双蒸水清洗10 min，中间更换一次，依据不同样品的组织密度不同，固定时间不等。

（五）脱　水

乙醇、丙酮梯度脱水，依次

50%乙醇	10 min
70%乙醇	10 min或4℃过夜
80%乙醇	10 min
90%乙醇	10 min
95%乙醇	10 min
95%乙醇：95%丙酮（1∶1）	10 min
95%丙酮	10 min
100%丙酮	10 min
无水丙酮	40 min，20 min更换一次
无水环氧丙烷	20 min，10 min更换一次

（六）浸　透

样品块放入无水环氧丙烷与环氧树脂包埋剂1∶1混合溶液，1~2 h后细胞样品直接包埋，组织样品块需要再放入纯包埋剂中浸透1~2 h，然后包埋。

（七）包　埋

制作样品标签，用中性笔在玻璃纸上记录制样时间、样品编号等重要信息。将制作好的样品标签放置在单头平面型包埋板后侧，在包埋板头侧滴入包埋剂，用牙签沾取样品块放入包埋板样品头侧，注意将观察面放在包埋板头侧最前端，然后滴加包埋剂将包埋板孔填满，表面要形成圆弧形，再用牙签将样品和标签位置摆正，避免过多气泡产生。

（八）聚　合

将样品放置在鼓风干燥箱内进行聚合。35℃，12 h或过夜；45℃，12 h；60℃，12 h或过夜。

（九）半薄切片定位

用工具修掉样品包埋块头部多余树脂，取载玻片，并在上面滴一滴蒸馏水待用。利用超薄切片机，切取约1 μm厚度的切片，专用镊子夹取切片一角放在蒸馏水滴上，收集3张以上切片后在酒精灯外焰加热展片，待半薄切片展开无褶皱后用滤纸吸去多余液体，在酒精灯上加热烤干。

滴加甲苯胺蓝染液覆盖切片，染色过程可适当加热，约30 s后蒸馏水冲洗，滤纸吸除多余液体，酒精灯上烤干切片。

光镜下观察，对照镜下染色切片，确定包埋块切面结构，准确定位保留观察区域。体式显微镜下，再次用双面刀片修掉样品头部多余部分，留边缘平整正方形或长方形观察面，注意修好的切片边长不可超过0.2 mm × 0.2 mm。

（十）超薄切片前准备

切片采用钻石刀或者玻璃刀。

1. 玻璃刀制备

采用Leica EM UC7切片机配套制刀机和制刀专用玻璃条，制作标准尺寸的玻璃刀，白胶布或者封刀专用胶布制作水槽，石蜡封闭水槽周边接缝处防止漏水。

2. 铜网清洗

将使用过的覆膜铜网收集到5 mL小青瓶内，依次用一次性胶头滴管换取洗液清洗

乙酸异戊酯	1～2 mL
浓硫酸	1～2 mL
蒸馏水	多次清洗
氨水	1～2 mL
蒸馏水	多次清洗
乙醇梯度脱水	
50%乙醇	1～2 mL
75%乙醇	1～2 mL
90%乙醇	1～2 mL
100%乙醇	1～2 mL

将清洗后的铜网倒在滤纸上晾干，铜网专用镊子夹取铜网放在一张洁净载玻片上依次排开，取另一洁净载玻片覆在上面将铜网压平，收集压平的铜网放置在干净的覆有洁净滤纸的平皿中。新购买的铜网仅需经过乙醇清洗步骤即可使用。

3. 铜网覆膜（通常使用Formvar膜，又称方华膜）

（1）制膜前应打扫清理房间，减少空气中漂浮的灰尘，减少膜的污染概率。

（2）清洗500 mL烧杯，双重纯水蒸馏器烧制双蒸水至烧杯上缘，灯下观察水面洁净无杂质后待用。

（3）无尘布沾取无水乙醇将载玻片擦洗干净，打开装有0.3% Formvar膜液的广口棕瓶，插入擦洗干净的载玻片至2/3处，等待约1~1.5 min后取出载玻片，数秒后晾干。

（4）用双面刀片沿覆膜玻片边缘处划一道刀痕，将覆膜玻片以45°或垂直缓慢插入双蒸水中，Formvar膜逐渐从载玻片上剥离漂浮在水面上。

（5）铜网专用镊子夹取清洗后铜网，将铜网按顺序摆放在膜上，注意铜网间需要保持一定距离，在制膜过程中减少走动，保持安静和水面的平静，呼吸与水面保持一定的距离，避免造成膜面的褶皱和损伤。

（6）待铜网摆满膜的表面，剪取无尘滤纸，面积略大于Formvar膜，将滤纸一端边缘折叠，镊子夹着滤纸折叠处，将滤纸水平放在载满铜网的膜表面，注意将滤纸纹理较细的一面接触膜表面，使得铜网和膜都黏附在滤纸表面，待滤纸完全浸湿后将滤纸缓慢拿出，覆膜铜网已完全吸附在滤纸上，剪去边缘多余滤纸后放入洁净铺有滤纸的平皿内晾干待用，注意铜网覆膜一侧在上。

（十一）超薄切片

样品切片厚度维持在50~70 nm，将样品收集到水槽内，睫毛笔整理漂浮在玻璃刀（或钻石刀）水槽表面上银白色、完好无刀痕切片，归拢集中，专用镊子夹取覆膜铜网用覆膜一面沾取观察视野内集中在一起的超薄切片，每张铜网收取切片在10~20张不等。滤纸在铜网边缘吸净多余水分，覆膜面朝上放入洁净铺有滤纸的平皿内或切片盒内待染色。

（十二）电子染色

悬滴法进行醋酸双氧铀-柠檬酸铅双重染色。

1. 醋酸双氧铀染色

一次性胶头滴管吸取配置好的醋酸双氧铀染液，滴在剪好的1 cm²大小的封口膜上，铜网专用镊子夹住铜网边缘，将有膜一面沾取少量染液后覆膜面朝上放入染液中，避光染色时间5~10 min，染色完毕后，蒸馏水冲洗，滤纸吸干铜网边缘多余液体。

2. 柠檬酸铅染色

染色前，需要将4℃保存的柠檬酸铅染液与0.03 mol/L NaOH 按1:1比例混合吸入5 mL一次性注射器中，将注射器针头去除，安装过滤器，过滤后进行染色，现用现配。铅染液极易氧化，注意随时观察透明玻璃瓶内染液状态，出现沉淀或瓶身出现白色印记应立即更换染液。

将5 mL注射器内准备好的柠檬酸铅染液，滴在剪好的1 cm²大小封口膜上，铜网专用镊子夹住铜网边缘，将有膜的一面沾取少量染液后覆膜面朝上放入染液中密封染色2～5 min。染色完毕后，蒸馏水冲洗，滤纸吸干铜网边缘多余液体。

镊子夹取铜网边缘在装有0.03 mol/L NaOH溶液5 mL小青瓶内震荡数十次清洗，可以在两个装有0.03 mol/L NaOH溶液小青瓶内连续清洗。蒸馏水流动冲洗后，滤纸吸干多余液体，放入分隔标记好的覆有洁净滤纸的平皿内待观察。

二、石蜡包埋块改做电镜样品

（1）取材：将石蜡包埋块放入100 mL烧杯中，鼓风干燥箱55～60℃加热，待石蜡融化后取出组织块，修成约1 mm^{3}大小，放入5 mL小瓶内或2 mL离心管内。

（2）脱蜡

二甲苯Ⅰ	1 h
二甲苯Ⅱ	1 h
无水乙醇Ⅰ	10 min
无水乙醇Ⅱ	10 min
95%乙醇	10 min
90%乙醇	10 min
80%乙醇	10 min
70%乙醇	10 min或过夜

（3）固定：4%戊二醛，4℃固定2 h。

（4）漂洗：磷酸缓冲液，漂洗2 h或过夜。

（5）后固定：1%锇酸，固定2 h。

（6）脱水、浸透、包埋、超薄切片、电子染色步骤同常规超薄切片步骤。

三、肾脏穿刺样品快速包埋法

（1）取材：穿刺取材，取皮质部位。

（2）固定：4%戊二醛，4℃固定1.5 h或过夜。

（3）漂洗：磷酸缓冲液漂洗1.5 h或过夜。

（4）后固定：1%锇酸，固定1.5 h；蒸馏水冲洗5 min，换液一次。

（5）脱水：乙醇、丙酮梯度脱水，依次为

50%乙醇	5 min
70%乙醇	5 min
80%乙醇	5 min

90%乙醇	5 min
95%乙醇	5 min
95%乙醇：95%丙酮（1：1）	5 min
95%丙酮	5 min
无水丙酮	20 min，换液一次
无水环氧丙烷	10 min

（6）浸透

环氧丙烷与包埋剂（1：1），室温30 min；纯包埋剂，室温30 min。

（7）包埋：同常规包埋方法一致。

（8）聚合：45℃，3 h；80℃，12 h或过夜。

四、骨组织电镜样品制备

骨组织致密而韧，尤其是密质骨很难按照常规电镜样品制备方法进行切片。所以需要对骨组织样品进行脱钙，使骨质软化易切，同时保证长时间脱钙过程中超微结构不损失。电镜标本骨脱钙的经典方法是用钙螯合剂乙二胺四乙酸（EDTA）。

（1）取材：取材必须做到操作迅速快捷，使用的器械要锐利，避免造成组织的挤压。骨质取材尽量小，以1 mm³为宜。

（2）固定：将取材的骨组织样品放入5 mL小青瓶内，加入多聚甲醛-戊二醛固定液，4℃固定 10~24 h，为保证固定完全，建议使用新配制的固定液。

（3）脱钙：一次性胶头滴管吸出小青瓶内固定液，加入配制好的EDTA脱钙液，4℃放置，每周更换一次脱钙液，要求脱钙液能够完全浸没骨组织，超过样品体积2倍为宜。

（4）确定脱钙是否完全：定期检查骨组织脱钙状态，可以用1 mL注射器针头刺探样品硬度变化，或者用尖头镊子夹取样品放在载玻片上，用双面刀片切割样品边缘骨质，待刀片切割手感类似普通样品的硬度，可以轻松切割，即可判定骨组织脱钙完全。一般脱钙时间在2~6个月不等，时间长短取决于骨组织的密度差异、脱钙液的浓度以及脱钙环境温度变化等。

（5）漂洗、后固定、脱水、浸透、包埋、超薄切片及电子染色过程同常规超薄切片技术。

五、包埋后胶体金标记免疫电镜技术

（1）取材：操作同常规样品取材，但组织、细胞样品取材的大小应尽量小于常规取材，防止由于固定时间的减少，固定液不能完全浸透造成超微结构的损失。

（2）固定：4%多聚甲醛或4%多聚甲醛–0.5%～1%戊二醛混合固定液，4℃固定1～4 h。

（3）漂洗：磷酸缓冲液清洗浸泡2～24 h，中间需换液一次，过夜需4℃保存。

（4）乙醇脱水：70%乙醇，两次，每次不超过30 min。

（5）预浸透：70%乙醇与LR White树脂包埋剂的比例不超过1∶2的混合液，30 min至1 h，室温即可。

（6）浸透：纯包埋剂浸透1 h后换液，4℃过夜。

（7）包埋：胶囊或类似胶囊的包埋模具，要求密封；为方便修块以及样品头固定，以300 μL离心管为例，离心管底部可以提前加入少量环氧树脂包埋剂，60℃过夜，聚合后在管底聚合的包埋剂上面加入样品，加满LR White树脂包埋剂，为区分样品可以用中性笔在玻璃纸小条上标记样品编号放入管壁一侧共同聚合。

（8）聚合：鼓风干燥箱内50～60℃，24 h后聚合，聚合完全后，用剪刀将样品块从离心管中剥离，两种不同的包埋剂之间很容易分离，样品暴露在样品块的最底端切面上。圆柱体的包埋块很容易固定、切片。切片步骤同上，镍网或金网覆膜后捞片。

（9）湿润切片：漂浮法，镍网或金网覆膜面倒扣在蒸馏水液滴上5 min。

（10）封闭：配制封闭液3%～5%脱脂奶粉或1%～3%BSA，剪取1 cm² 大小封口膜放入平皿内，滴加50～75 μL封闭液在封口膜上，专用镊子夹取捞片后的镍网或金网的边缘，切片面朝下，漂浮在封闭液上，盖好平皿盖子，室温或37℃，摇床上封闭30～40 min。

（11）一抗：封闭液稀释一抗约50～75 μL/样，稀释浓度建议按说明书进行多次合理摸索确定。漂浮法，平皿内孵育，室温摇床孵育时间1～2 h，或4℃过夜，建议过夜后，室温下摇床继续孵育1 h，使载网和溶液恢复至室温，保证抗体和抗原充分接触。

（12）漂洗：转移载网于蒸馏水或缓冲液上漂洗，5 min/次，重复3次。

（13）二抗：缓冲液稀释二抗，浓度确定需根据说明书上范围，一般采用缓冲液稀释1∶20～100胶体金标记，进行预实验确定浓度。漂浮法，平皿内孵育，室温下摇床孵育40 min至1 h。

（14）漂洗：磷酸缓冲液漂洗，5 min/次，2次；蒸馏水漂洗，5 min/次，2次。

（15）染色：醋酸双氧铀单染色，漂浮法染色，将镍网或金网覆膜一面向下倒扣在染液滴上，避光染色5 min后蒸馏水冲洗，滤纸吸干镍网或金网边缘多余液体，放入覆有洁净滤纸的平皿内，注意有膜一面朝上，将样品分类标记。

（16）拍照：透射电子显微镜观察、摄片。注意必须设有对照实验，阴性对照为一抗缺失，阳性标记为胶体金抗体标记的组织。

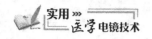

六、常用负染色方法

如需观察悬浮的样品，如细菌、病毒、外泌体、大分子、分离细胞器的超微结构，样品不需要固定，可直接经负染色后在电镜下观察。

1.悬滴法

（1）剪下一块约1 cm²大小的洁净封口膜，铜网专用镊子夹取覆膜铜网边缘，有膜面朝上，放在封口膜上。

（2）移液器混匀样品，吸取约10 μL样品悬液，滴在铜网上静置1 min，注意加样过程中保持铜网有膜面朝上，用滤纸沿铜网边缘吸取多余液体。

（3）在铜网上尽快滴上负染色液，常用1%～3%磷钨酸，根据染液浓度不同选择静置30s至1 min，根据观察样品需要灵活调节染色时长。

（4）滤纸沿铜网外缘吸去多余染液，待晾干后上镜观察。

2.漂浮法

（1）剪下一块约1 cm²大小的洁净封口膜，移液器混匀样品，吸取10 μL样品悬液滴在封口膜上。

（2）铜网专用镊子夹取覆膜铜网，有膜面朝下，放在封口膜上的样品悬滴上，使铜网覆膜面与样品充分接触，静置约1 min。

（3）用滤纸沿铜网边缘吸取多余液体，另在封口膜上滴上一滴负染色液，铜网专用镊子夹取覆膜铜网边缘，有膜面朝下，放在染液滴上，常用1%～3%磷钨酸，根据染液浓度不同选择静置30 s至1 min，根据观察样品需要灵活调节染色时长。

（4）滤纸沿铜网外缘吸去多余染液，待晾干后上镜观察。

附录三 专业词汇中英文对照表

A

A蛋白（protein A）

暗细胞（dark cell）

B

半桥粒（hemidesmosome）

包埋（embedding）

胞浆基质（cytoplasmic matrix）

胞饮作用（pinocytosis）

鲍曼囊（Bowman's capsule）

丙酮（acetone）

病毒性肝炎（vival hepatitis）

波长分散型X射线显微分析法（wave length dispersive X-ray microanalysis，WDX）

波形蛋白（vimentin）

不对称性（asymmetry）

C

残余小体（residual body）

常染色质（euchromatin）

超薄切片（ultrathin section）

超薄切片技术（ultramicrotomy）

成像放大系统（imaging and amplification system）

池内隔离（intracisternal sepuestration）

初级溶酶体（primary lysosome）

磁力显微镜（magnetic force microscope，MFM）

次级溶酶体（secondary lysosome）

粗面内质网（rough endoplasmic reticulum，RER）

醋酸铀（uranyl acetate）

D

单位膜（unit membrane）

灯丝（filament）

电荷耦合元件（charge-coupled Device，CCD）

电镜X射线微区分析技术（X - ray microanalysis technique of electron microscope）

电镜酶细胞化学（electron microscopic enzyme cytochemistry）

电离（ionization）

电子枪（electron gun）

电子染色（electronic dyeing）

顶端水肿（apical edema）

多聚甲醛（paraformaldehyde）

多聚甲醛-戊二醛（paraformaldehyde-glutaraldehyde，PG）

多泡小体（multivesicular body）

E

锇酸（osmium tetroxide，OsO_4）

俄歇电子（auger electron）

二次电子（secondary electron，SE）

二甲砷酸盐缓冲液（dimethylarsenate buffer）

F

反差（contrast）

反射电子（reflection electron，RE）

泛光式电子束（flood beam）

放大倍数（magnification）

分辨率（resolution）

分泌颗粒（secretory granule）

分析电镜（analytical electron microscope，AEM）

分子伴侣介导的自噬（chaperone-mediated autophagy）

缝隙连接（gap junction）

负染色（negative staining）

G

G蛋白（protein G）

干涉色（interference color）

干燥（drying）

高尔基复合体（Golgi complex）

功能定位与组织化（localization and organization of function）

固定（fixation）

固定剂（fixing agent）

观察记录系统（image viewing and recording system）

光阑（aperture）

过碘酸–赖氨酸–多聚甲醛（periodate-lysine-paraformaldehyde，PLP）

过氧化物酶–抗过氧化物酶法（peroxidase antiperoxidase method，PAP）

过氧化物酶体（peroxisome）

H

含铁小体（siderosome）

核被膜（neclear envelope）

核固缩（karyopyknosis）

核基质（nuclear matrix）

核间隙（perinuclear space）

核孔（nuclear pore）

核膜（nuclear membrane）

核内包涵体（intranuclear inclusions）

核仁（nucleolus）

核溶解（karyolysis）

核碎裂（karyorrhexis）

核糖体（ribosome）

核糖体板层复合体（ribosome lamellae complex）

核周质（perikaryon）

黑色素体（melanosome）

黑色素细胞（melanocyte）

滑面内质网（smooth endoplasmic reticulum，SER）

环氧丙烷（epoxy propane）

环氧树脂（epoxy resin）

缓冲液（buffer solution）

J

肌节（sarcomere）

肌浆网（sarcoplasmic reticulum, SR）

基态（ground state）

基质水肿（hyperhydration）

基质失水（dehydration）

激发态（excited state）

嵴（cristae）

简单扩散（simple diffusion）

胶体金（colloidal gold）

胶体金标记免疫电镜技术（colloidal gold immunoelectron microscopy technique）

结蛋白（desmin）

紧密连接（tight junction）

浸透（infiltration）

静纤毛（stereocilla）

巨纤毛（giant cilia）

巨自噬（macroautophagy）

聚光镜（condenser lens）

K

颗粒成分（granularcomponent）

枯否细胞（Kupffer cell）

苦味酸-多聚甲醛-戊二醛（picric acid-paraformaldehyde-glutaraldehyde，PAPG）

L

辣根过氧化物酶（horseradish peroxidase，HRP）

冷冻电子显微镜（cryo-electron microscope，CryoEM）

连接复合体（junctional complex）

链酶亲合素-生物素复合法（streptavidin biotin complex method，SABC）

临界点干燥法（critical ponit drying method，CPD）

临界激发能（critical excitation energy）

磷酸盐缓冲液（phosphate buffer）

磷钨酸（phosphotungstic acid，PTA）

流动性（fluidity）

流动镶嵌模型（fluid mosaic model）

滤过膜（filtering membrane）

M

毛细血管（capillary）

毛细胞白血病（hairy cell leukemia）

免疫电镜技术（immunoelectron microscopy）

免疫胶体金电镜技术（colloidal gold immunoelectron microscopy technique）

免疫酶电镜技术（enzyme-labeled immunoelectron microscopy technique）

N

内核膜（inner nuclear membrane）

内皮细胞（endothelial cell）

内质网（endoplasmic reticulum，ER）

能量分散型X线显微分析法（energy dispersive X-ray microanalysis，EDX）

能量转换（energy transduction）

尼氏体（Nissl body）

黏着斑（macula adherens）

黏着小带（zonula adherens）

柠檬酸铅（lead citrate）

Q

器官病理学（organ pathology）

桥粒（desmosomes）

亲合素-生物素复合法（avidin-biotin complex method，ABC）

取材（draw materials）

R

染色质（chromatin）

染色质边集（chromatin margination）

溶酶体（lysosome）

融合膜（nexus）

入射电子（primary electron，PE）

S

散射（scatter）

扫描电子显微镜（scanning electron microscope，SEM）

扫描式电子束（scan beam）

扫描隧道显微镜（scanning tunneling microscope，STM）

扫描探针显微镜（scanning probe microscope，SFM）

扫描系统（scanning system）

栅极（grid）

少突胶质细胞（oligodendrocyte）

神经胶质丝蛋白（glial fibrillary protein）

神经丝蛋白（neurofilament protein）

神经纤维（nerve fiber）

神经元（neurons）

神经原纤维（neurofibril）

神经毡（neuropil）

肾单位（nephron）

施万细胞（Schwann）

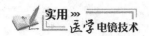

受体介导的内吞作用（receptor-mediated endocytosis）

树突（dendrite）

水解酶（hydrolase）

髓样结构（myelin figure）

T

弹性散射电子（elastic scattered electron）

糖原（glycogen）

糖原小体（glycogen body）

特征X射线（characteristic X-ray）

调节运输（regulation of transport）

铁蛋白（ferritin）

投影镜（projective lens）

透射电子（transmission electron，TE）

透射电子显微镜（transmission electron microscope，TEM）

突触（synapse）

吞噬作用（phagocytosis）

脱水（dehydration）

脱水剂（dehydrating agents）

W

外核膜（outer nuclear membrane）

微管（microtubules）

微绒毛（microvilli）

微丝（microfilaments）

微体（microbody）

微自噬（microautophagy）

无髓神经纤维（unmyelinated nerve fiber）

戊二醛（glutaraldehyde，GA）

物镜（objective lens）

X

细胞病理学说（cyto pathology）

细胞骨架（cytoskeletal system）

细胞核（nucleus）

细胞间相互作用（intercellular interaction）

细胞连接（cell junction）

细胞膜（cell membrane）

细胞内膜（intracellular membrane）

细胞器病理学（organelle pathology）

细胞自噬（autophagy）

吸收电子（absorption electron，AE）

纤毛（cilia）

纤维成分（fibrillar component）

纤维型星形胶质细胞（fibrous astrocyte）

纤维中心（fibrillar center）

线粒体（mitochondrion）

小胶质细胞（microgliocyte）

新型冠状病毒肺炎（noval coronavirus pneumonia，NCP）

信号的检测与传递（detection and transmission of signal）

信号检测系统（signal detection system）

信号显示记录系统（signal display and recording system）

星形胶质细胞（astrocyte）

Y

阳极（anode）

氧化酶（oxidase）

样品室（specimen stage）

异染色质（heterochromatin）

异噬性溶酶体（heterophagolysosome）

乙醇（ethanol）

异型性（atypia）

阴极（cathode）

有髓神经纤维（myelinated nerve fiber）

原浆型星形胶质细胞（protoplasmic astrocyte）

原子力显微镜（atomic force microscope，AFM）

Z

脏层上皮细胞（visceral epithelial cell）

张力丝（tonofilament）

照明系统（illumination system）

真空系统（vacuum system）

正染色（positive staining）

支持膜（support film）

支持网（support network）

脂滴（lipid droplet）

脂褐素（lipofusion）

脂类（lipid）

质量厚度（mass thickness）

质膜（plasma membrane）

质膜内褶（plasma membrane infolding）

中间镜（intermediate lens）

中间连接（intermediate junction）

中间丝（intermediat filaments）

重症急性呼吸综合征（serere acute respiratory syndrome，SARS）

轴突（axon）

转移酶（transferase）

自噬泡（autophagic vacuole）

自噬性溶酶体（autophagolysosome）

足突（foot process）

足细胞（podocyte）